名医が教える
ＡＶＭ（脳動静脈奇形）治療大全

はじめに

あなたがこの本を手に取られたということは、おそらくあなたご自身やご家族、あるいは友人や会社の同僚など、あなたの大切な人が「脳動静脈奇形」という病名を医師から告げられたのではないでしょうか。

「脳動静脈奇形」という病名も、初めて耳にされたと思います。

「脳動静脈奇形」とはどのような病気なのか？　治療して治すことができるのか？　どんな方法で治療をするのか？　どれくらいのリスクを伴うのか？　後遺症が残ったりしないだろうか？　今まで通りの生活はできなくなってしまうのか？　等々、数えきれないほどの不安と心配を抱えておられることでしょう。

この本では、脳動静脈奇形について、できるだけ分かりやすい言葉でお話ししていこうと思います。

富永病院 院長
脳神経外科医　富永紳介

目次

第1章 AVM(エイブイエム)とは何か

第2章　ＡＶＭの検査

第3章　ＡＶＭの治療

第4章　開頭摘出手術

第5章　開頭摘出手術の実際

第6章―血管内治療

第9章　小児のＡＶＭ

第10章―てんかんとＡＶＭ

第11章　妊娠・出産とＡＶＭ

第14章―日常生活での注意

第15章　病院や医師の選び方

第16章　再生医療とゲノム医療

第17章　患者さんからの相談

第1章　ＡＶＭ（エイブイエム）とは何か

質問1　ＡＶＭとは、どのような病気なのですか？

ＡＶＭは、脳に異常な血管の塊（奇形）ができた病気です。

※ＡＶＭ（Arterio Venous Malformation：脳動静脈奇形）

「奇形」という言葉からも想像される通り、先天性疾患とされ、胎生早期に動脈、毛細血管、静脈と分化する過程での何らかの異常が原因と考えられています。

この血管の奇形は、ナイダスと呼ばれます。ナイダスは破れやすく、脳出血を起こすことがあります。

脳出血が起こると、流れ出た血液が脳に大きなダメージを与えます。出血の量、出血の場所によっては、そのまま命を失うこともあります。また、たとえ命は助かったとしても、重い後遺症が残ってしまうことがあります。体の片方が動かなくなったり（麻痺）、言葉が話せなくなったり（失語）します。

破裂していない場合でも、頭痛（急に起こることもあります）、けいれん（てんかん）、体の片方の麻痺、意識障害などが起こることがあります。

ＡＶＭは、とても危険な病気です。

図①

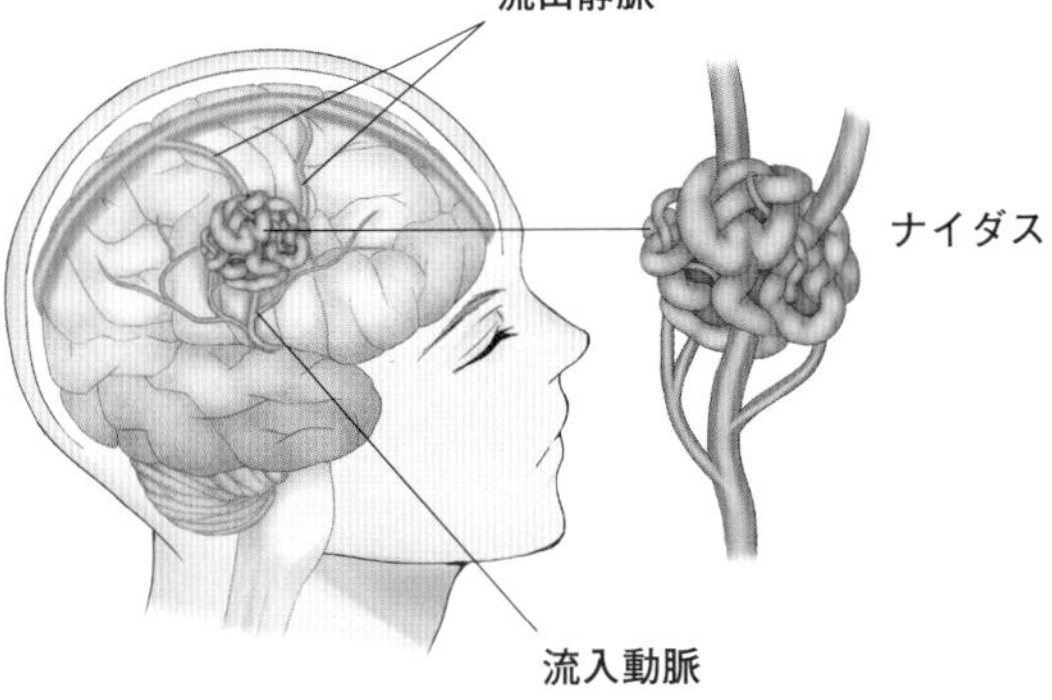

AVMは、脳の血管に奇形（ナイダス）ができた病気です。
ナイダスは破れやすく、破裂すると脳出血を起こします。

質問2 脳には、どのように血液が流れ込んでいるのですか？

ＡＶＭについて理解するために、体の中の血液の流れについて説明します。血液は動脈→毛細血管→静脈と流れ、体のすみずみまで酸素と栄養を届けて、二酸化炭素やいらない物質を回収する働きをしています（物質交換）。

まず心臓にある血液が肺に送られます。肺で新鮮な空気を受け取ってから心臓に戻り、再び心臓のポンプの強い力で押し出され、大動脈を通って体全体に送られます。

●脳の血液の流れ

心臓から出た血液は、脳動脈を通って脳の中に入っていきます。はじめは太い動脈を通りますが、だんだんと枝分かれしていき、細い血管へと流れていきます。最終的に目には見えない毛細血管へ流れ着きます。毛細血管まで来た血液は、毛細血管を通じて脳細胞へ酸素と栄養を届け、二酸化炭素と老廃物を受け取ります。そして、静脈を通って心臓・肺へ戻っていきます。戻るときも、だんだんと大きな血管に戻っていきます。これが通常の脳の中の血液の流れです。

図②

体内の血液の循環

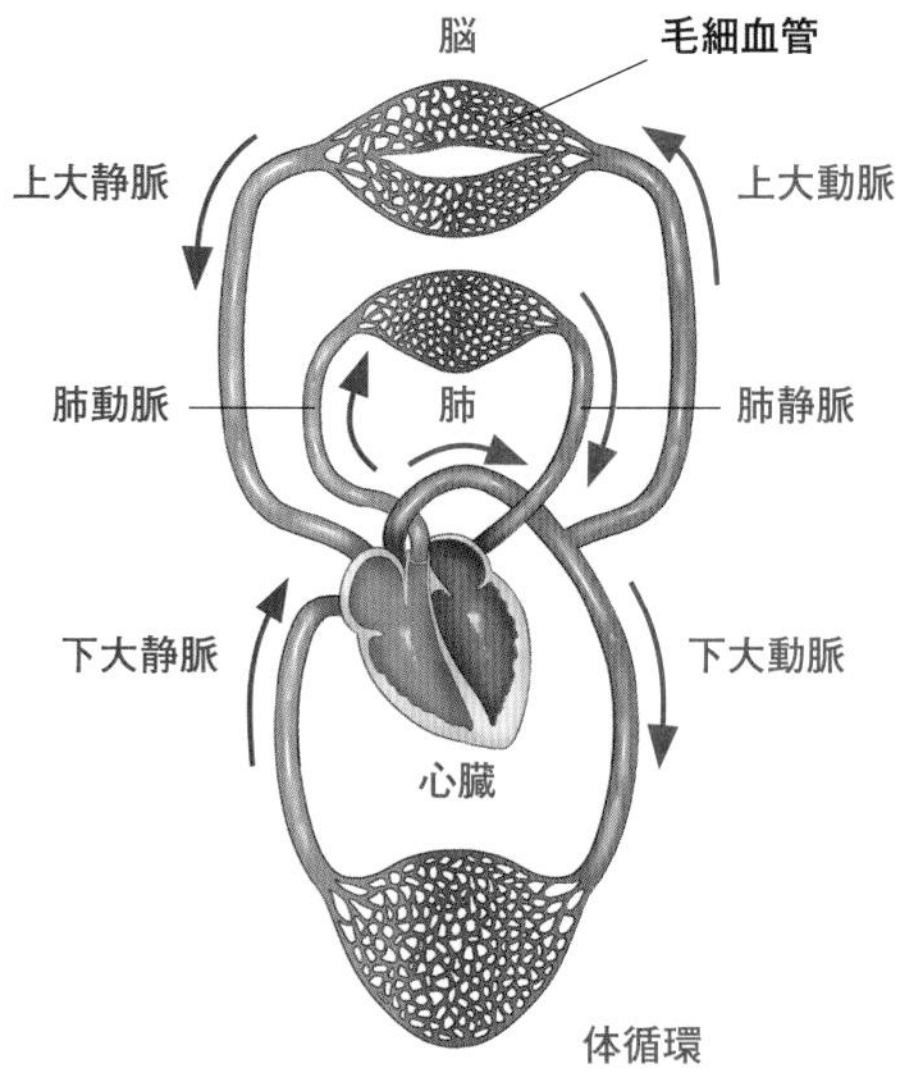

心臓から出た血液は、まず肺に送られます。肺で新鮮な空気を受け取ってから心臓へ戻り、再び心臓のポンプの強い力で押し出され、大動脈を通って全身へ送り出されます。
脳へは脳動脈を通って血液が流れます。動脈から毛細血管へ入り、脳の細胞へ栄養と酸素を届けます。そして細胞から二酸化炭素と老廃物を受け取って、静脈を通って心臓へ戻ります。

ＡＶＭには毛細血管がないからです。

この毛細血管には、心臓から高い圧力をかけられた動脈血が流れてきます。心臓のポンプは、体のすみずみまで血液を届けるために、強い力で血液を送り出してきます。

毛細血管には、この強い動脈圧（血圧）をやわらげる役割があります。

ところが、ＡＶＭには毛細血管がありません。ＡＶＭでは動脈（流入動脈）から直接静脈（流出静脈）へ流れ出てしまいます（動静脈短絡、動静脈シャント）。強い血圧を弱めてくれる防波堤がないということです。

堤防がない川のように、少し水量が増えると水があふれて流れ出します。それと同じように、堤防（毛細血管）がないＡＶＭは血液の強い圧力を受け止められず、血管が破れ、出血しやすいのです。

ＡＶＭは単純に動脈と静脈が直接つながった（動静脈短絡、動静脈シャント）だけの病気ではありません。

第1に、ＡＶＭには、毛細血管の代わりに、毛玉のような、とぐろをまいたような形をした、異常な血管の塊（ナイダス）があります。ナイダスは、ラテン語で「鳥の巣」という意味です。

ナイダスの異常な血管は、普通なら毛細血管ができているはずの場所、つまり動脈と静脈の間にできています。しかし、ナイダスは毛細血管と同じではありません。ナイダスの血管は太く、毛細血管のような役割もなく、ただの血液の通り道なのです。さらに、ＡＶＭの血管は正常な血管に比べると壁が薄いため、破れやすいのです。

第2に、脳は毛細血管を通じて物質交換をしていますが、物質交換の場が無くなるので、ナイダスの近くの脳は酸素と栄養の供給が乏しくなり、グリオーシスと呼ばれる瘢痕様組織に置き換わります。

第3に、流れ出た静脈の中は物質交換する前の動脈血なので、通常の静脈血と違って異常に赤く見え、red vein（レッド　ベイン）と呼ばれます。

第4に、毛細血管の無いＡＶＭは血管抵抗が少なく、多くの血液が流れます。逆に、周囲の組織に行きわたる血液は少なくなります（盗血現象）。

第5に、流れ出る静脈は動脈圧を直接受けるため、怒張し出血しやすくなります。

図③

正常な血流と
AVMの血管の違い

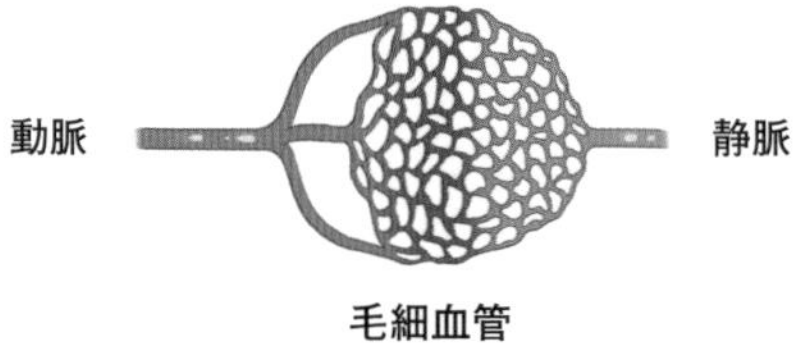

正常な血流は毛細血管を介します。

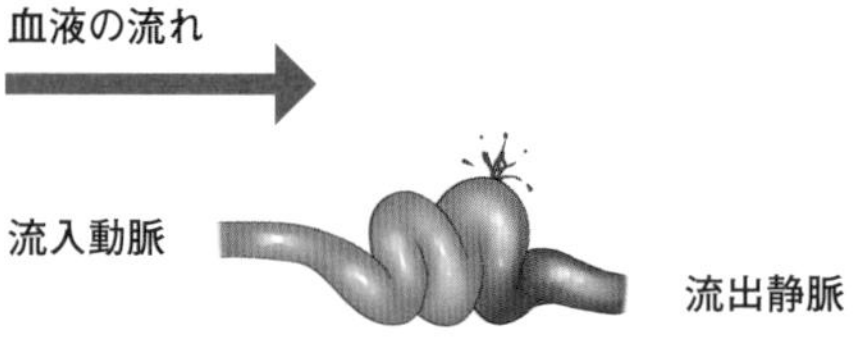

AVMでは圧力の高い動脈血が、
そのまま静脈へ流れます。

質問4 AVMは、なぜできるのですか？

AVMがなぜできるのか、はっきりした原因は分かっていません。

AVMは原始脈管原基が成熟した動脈、細動脈、毛細血管、静脈へ分化する際に生じる発生異常で、介在毛細血管床を欠く疾患と考えられています。この異常が胎生3週頃に生じるとする説、4週から遅くても8週までに生じるとする説、などがあります。年間、人口10万人に対し1人から2人の発生頻度（1・12〜1・42）とされます。男女比は1・1〜2・0：1・0で、一般的に男性に多いです。

質問5 AVMは、どんなときに見つかるのですか？

新生児や幼児ではあまり見つかりません。多くは10歳台から30歳台の間に見つかります。脳出血、てんかん、頭痛が起こった時に、頭の検査をして、見つかることが多いです。

質問6 AVMが破裂して出血すると、どのような状態になりますか？

AVMが破裂して脳出血を起こすと、多くは突然の頭痛や嘔吐で発症します。溢れ出た血液は脳内に血の塊（血腫）を形成します。血腫は脳を破壊するため、破壊された脳が担っていた機能が損なわれ様々な症状が出現します。例えば運動を司る部位（運動野）が破壊されると手足に麻痺（片麻痺）が生じたり、言語を司る部位（言語野）だと言葉を上手く喋れなくなり理解できなくなります（失語）。出血後すぐに治療をしたとしても、後遺症として残ることがあります。血腫は周囲の正常な脳を圧迫するため頭蓋内圧が亢進し、進行すれば意識障害をきたします。髄液を蓄えている脳室が圧迫されれば髄液は通過障害に陥り、髄液が脳室に異常に貯留し脳室が拡大した状態になります。これは急性の閉塞性水頭症と呼ばれます。さらに頭蓋内圧亢進が増悪すれば、脳ヘルニアをきたし昏睡状態に陥ります。脳ヘルニアとは、脳が本来あるべき場所に収まることができなくなり、はみ出してしまう状態のことです。片麻痺なども出現しますが他にも重要な兆候がいくつかあります。捻れてはみ出した脳によって動眼神経が圧迫され患側の瞳孔が散大します（動眼神経麻痺）。脳ヘルニアで脳幹を圧迫すれば、血圧上昇、徐脈、呼吸パターンの変動が生じます。血圧上昇と徐脈はクッシング現象として知られています。呼吸パターンの変動はチェーンストークス呼吸（交代性無呼吸）と呼ばれます。呼吸がだんだん深くなり、次はだんだん浅くなり、そして無呼吸に至り数十秒続いた後、再び呼吸が再開して同じリズムを繰り返すものです。動眼神経麻痺や脳幹圧迫症状は重大な状態を示しています。脳ヘルニアでは脳を灌流する動脈も圧迫され閉塞するため脳虚血から脳梗塞に陥り、重篤な場合は血管が破れてさらなる脳出血をきたします。脳ヘルニアを放置すれば死に至るため直ちに診断する必要があり、治療は一刻を争う事態です。両側の動眼神経麻痺を認めた場合は両側の脳ヘルニアに陥ったことを意味し、救命は極めて困難になります。

質問7　ＡＶＭが破裂して出血する確率はどれくらいですか？

いつ破裂するかを確実に言い当てることはできません。しかし、これまでの研究から、一生のうちに出血する確率を推測することができます。

●年間出血率と生涯出血率の違い

注意しなければいけないのは、「年間の出血率（1年間のうちに出血する確率）」と「生涯出血率（生まれてから一生の間に出血する確率）」を区別することです。

①年間出血率

研究によると、これまで破裂していないＡＶＭが初めて破裂して出血する確率は、年間約1・3～2・2％です。一度破裂したことのあるＡＶＭが再び出血する確率は年間約4・8％です。

全体では、1年間に出血する確率は約3％です。100人の患者さんがいると、1年以内に3人が出血を起こすことになります。

1年間の数字だけをみると、出血率は高くないと感じられるかもしれません。しかし、生涯出血率を考えなければなりません。

②生涯出血率

一生のうちに1回でもAVMから出血する確率はどれくらいになるのでしょうか?

生涯出血率の計算方法(2種類)

① (105 − 年齢) %

② $1-(1-\text{年間出血率})^{\text{平均余命}}$

例:25歳男性で、男性の平均寿命が77歳だとすると、平均余命は77 − 25 = 52となります。年間出血率を3%とすると、この式では0.03です。

① (105 − 25) %→80%となる。

② $1-0.97^{52}=0.80$ →80%となる。

上の図は生涯出生率の計算方法です。これを計算した生涯出血率は、20歳男性で約84%、20歳女性は約87%となります。また出血した場合の死亡率は10~20%、後遺症を残す確率は30~80%とされます。

このことから、AVMはきちんと治療をしなければならないということが分かると思います。

また、初めて出血を起こす確率よりも、一度破れたAVMがもう一度破れてしまう(再出血)確率の方が高いです。そのなかでも、出血後1年以内に再出血する確率は約6~20%と非常に高くなっています。

質問8　ＡＶＭが出血する危険因子はあるのですか？

ＡＶＭの出血を招く因子としては諸説あります。例えば深部局在、高い圧の流入動脈、小さいナイダス、脳動脈瘤の合併、深部のみの流出静脈、１つのみの流出静脈、流出静脈の拡張、流出静脈の狭窄、流出静脈の逆流、穿通枝領域の局在、出血の既往、男性、高齢（年齢の増加）、などです。確定的なものはなく、ＡＶＭの自然歴にはまだ不明な点も多いです。

また再出血の危険因子として、小児、女性、高齢、出血の既往、深部局在、深部への流出静脈などが示唆されています。

質問9　ＡＶＭがあると、どのような症状が起こるのですか？

ＡＶＭの症状は次の４つが挙げられます。

①脳出血

最も多い症状は、脳出血です。ＡＶＭの約60％が脳出血で発症します。好発年齢は30歳台です。出血が起こると、突然の頭痛、吐き気、嘔吐、意識障害、手足の麻痺、言葉が喋りにくい（構音障害）、言葉が出にくい・分かりにくい（失語）、眼が見えにくい（視野障害）、などの症状が起こります。

②てんかん

ＡＶＭの20％から30％がてんかん発作で発症します。けいれんや意識消失を起こします。てんかんでの発症年齢は30歳台かそれよりも若年になる傾向があります。

③慢性的な頭痛

ナイダスの異常な血管に大量の血液が流れ込むと、周りの正常な脳へ流れる血液が少なくなります（盗血現象）。正常脳が慢性的に血流が乏しくなることにより、頭痛が起こることがあります。

④盗血現象が著しいと、痴呆や精神症状、また失語や麻痺といった神経脱落症状（局所症状または巣症状ともいいます）を呈することもあります。

図④

AVMが破裂した場合の症状

AVMが破れて脳出血やくも膜下出血を起こすと、次のような症状が起こります。

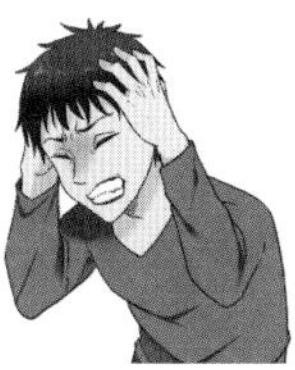

激しい頭痛

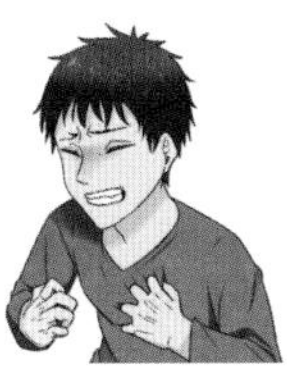

胸の痛み

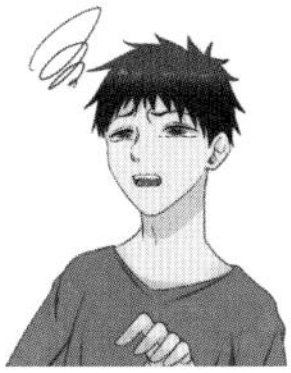

めまい

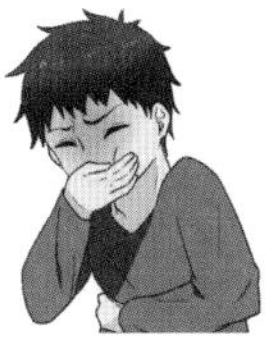

吐き気

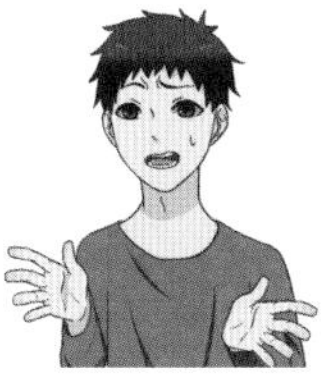

ろれつが
まわらない

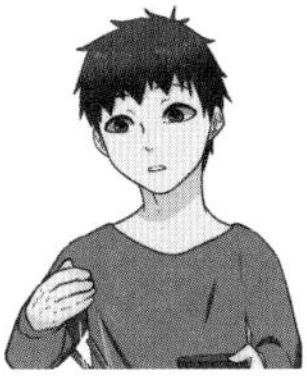

物を落とす
（片側の体の麻痺）

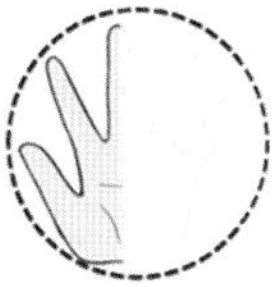

片方の視野が
見えづらい

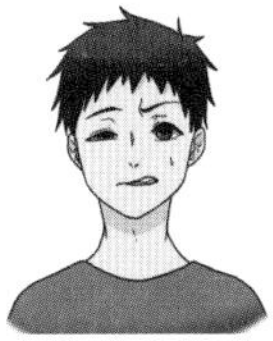

片側の顔面の麻痺

図⑤

AVMが破裂していない場合の症状

AVMが破裂していない場合、次のような症状が起こります。

てんかん

- ●手足が引きつる
- ●首や目が勝手に動く
- ●光が見える
- ●音が聞こえる
- ●手がしびれる
- ●吐き気や頭痛が起きる
- ●意識を失う
- ●全身が硬直する
- ●力が入らなくなる

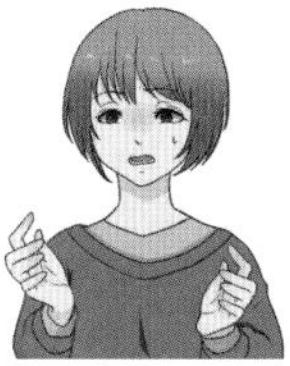

言葉が上手く話せない

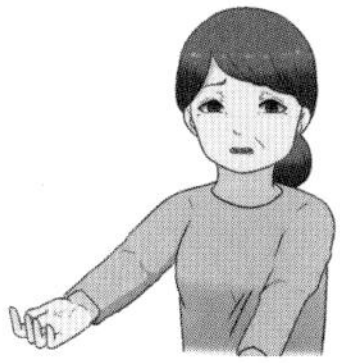

手足の麻痺

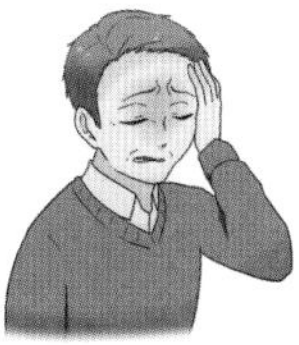

慢性的な頭痛

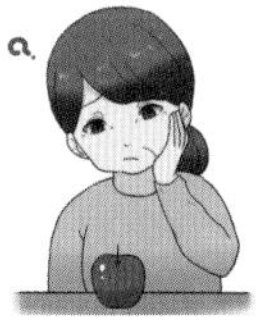

認知症

質問10　脳出血とくも膜下出血の違いについて教えてください。

脳の出血は2種類あります。

①脳（脳内）出血→脳の内部の血管が破れて脳の内部に出血するもの。ＡＶＭの出血は脳内出血がほとんどです。

②くも膜下出血→脳の表面（くも膜下腔）にある血管が破れてくも膜下腔が血液に覆われるもの。くも膜下出血は、脳の動脈にできるこぶ（脳動脈瘤）の破裂によるものが約8割です。

ＡＶＭは、一部が脳の表面に顔を出していて、他の部分が脳の内部に入り込んでいます。ＡＶＭが出血してくも膜下出血となるのは、ナイダス表面が破れて出血し、その血液がくも膜下腔に広がる場合や、ＡＶＭに合併した脳動脈瘤が破裂した場合です。

ＡＶＭの出血は脳内出血または脳内出血とくも膜下出血の合併という形で発症することが多いです。

一般的なくも膜下出血は脳動脈瘤の破裂によるものがほとんどですが、ＡＶＭの出血でくも膜下出血のみというのは少ないです。ＡＶＭはくも膜下出血をきたす代表的な疾患の一つですが、実際には脳内出血の方が重要です。

また、一般的なくも膜下出血の好発年齢は40歳台から50歳台（50歳前後）です。ＡＶＭの出血発症は30歳台に多いので20歳程度若くなっています。若年の脳出血では、ＡＶＭを疑わなければなりません。

さらに、ＡＶＭは脳動脈瘤を合併していることがあるので、どちらが破裂したか見極めなければならない事態もまれではありません。

図⑥ **出血の場所とAVMの関係**

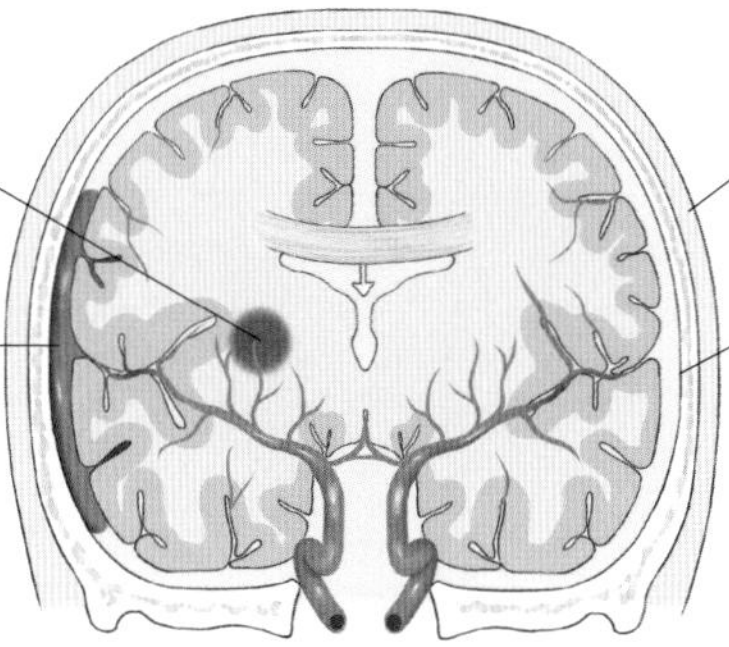

AVMから出血した場合、もし出血した場所がくも膜下腔であればくも膜下出血と呼びます。脳内の場合は脳出血と呼び、出血した場所によって呼び方が異なります。

図⑦ **軟膜・くも膜・硬膜の位置関係**

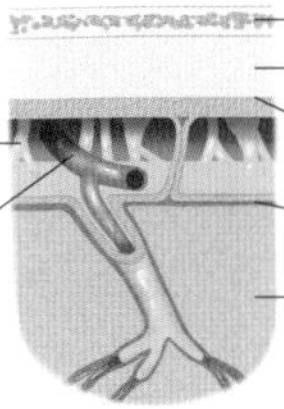

くも膜下腔には脳脊髄液が満ちています。脳動脈はここを通っていて、脳動脈瘤はここにできます。脳動脈瘤が破裂して出血するのがくも膜下出血です。AVMが脳の表面に顔を出している部分が破れてくも膜下腔に出血する場合もくも膜下出血になります。

図⑧ **脳動脈瘤の破裂**

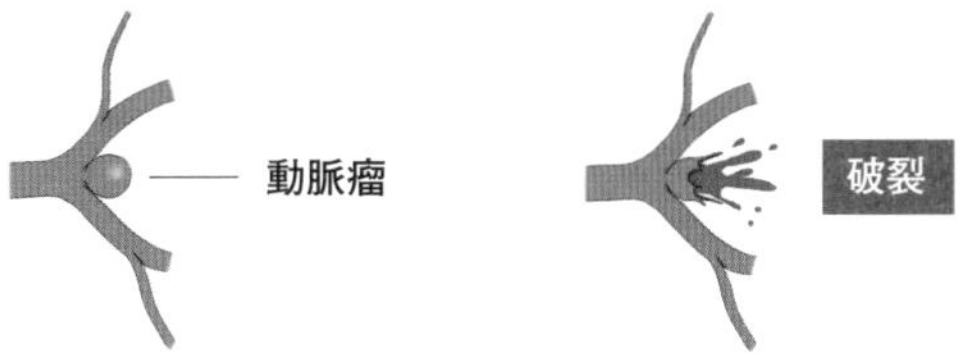

くも膜下出血の約80%が脳動脈瘤の破裂によるものです。

質問11　ＡＶＭにはどのような形があるのですか？

ＡＶＭは、形、大きさ、広がり具合によって分類されます。

①形

円形、くさび形、紡錘形など、色々ありますが、一番多いのは輪郭で形状を決めにくい不整形です。

②大きさ

ＡＶＭの大きさが３㎝未満の小さいものを小型ＡＶＭ、３㎝以上の大きいものを中型ＡＶＭ、６㎝より大きいものを大型ＡＶＭと分類します（スペッツラー・マーチン分類、第８章を参照してください）。また、３㎝より小さいとsmall（スモール）、大きいとlarge（ラージ）、６㎝以上をgiant（ジャイアント）と呼ぶこともあります。

さらにトルコの脳神経外科医ヤシャギルは、０・５㎝から１㎝をmicro（ミクロ）、１㎝から２㎝をsmall、２㎝から４㎝をmoderate（モデレート）、４㎝から６㎝をlarge、６㎝以上をgiantと細かく分類しています。米粒の大きさから、大きいとゴルフの球やテニスボールの大きさまであります。

頻度が高いのは、３㎝から６㎝までのものです。大きさが３㎝以内で出血が多く、大型ではてんかんが起こりやすい傾向が見られたとする報告があります。micro ＡＶＭは８％から10％を占めているとされます。micro ＡＶＭが出血すると、典型的には大出血で、明らかな神経症状が出現します。

③広がり具合

ＡＶＭとその周りの脳との境界がはっきりしているもの、このＡＶＭの輪郭がはっきりしているものをコンパクト型ＡＶＭ、輪郭が不明瞭かつ不規則ではっきりしないものをびまん性ＡＶＭと呼びます。びまん性は造影効果が弱く、異常血管が疎な構造を示します。

コンパクト型は、ナイダス内に正常脳がほとんど、あるいは全く認められません。びまん性は、ナイダス内に異常血管と正常脳が混在しています。びまん性は、手術の際にナイダスと正常脳を剥離する面が作りにくく、手術の難易度が高くなります。剥離面をナイダスの近くにとり過ぎるとナイダスに切りこんで出血させたり、ナイダスを残存させるリスクがあります。剥離がナイダスから離れ過ぎるとナイダスは全摘出できますが、正常脳の切除を伴うため、後遺症のリスクがあります。びまん性はコンパクト型に比べて手術成績が悪く、全摘出率も低く、術後合併症の発生率も高いとされます。ガンマナイフなどの放射線治療の成績も劣ります。びま

図⑨

AVMの分類（形）

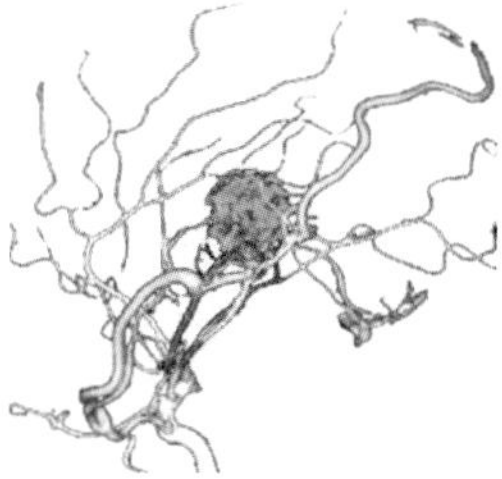

円形のAVM

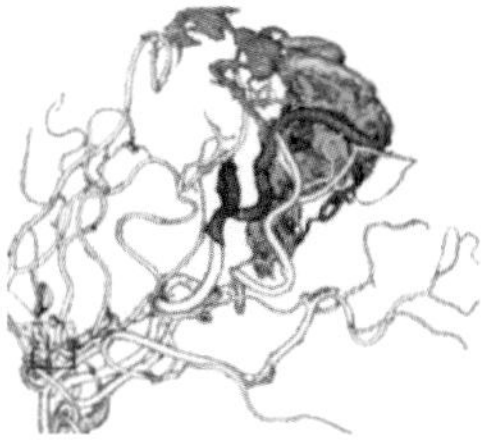

くさび形のAVM

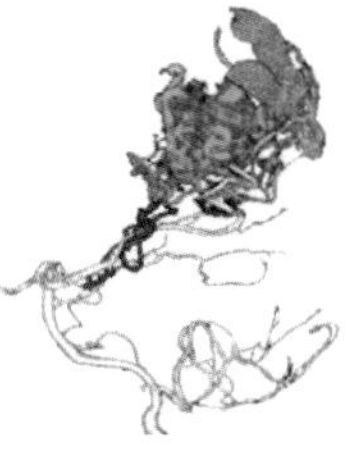

不整形のAVM

ん性は、ＡＶＭ全体の10％以下とされます。ＡＶＭが大きいと、コンパクト型とびまん性が混在していることも少なくありません。

④個数

大半は脳のなかに1つだけできています（単発性）。複数（多発性）見つかるのはまれです。小児で多発性ＡＶＭを認めたとの報告があったり、Wyburn-Mason（ワイバーン・メイソン）症候群や遺伝性出血性毛細血管拡張症などで多発性ＡＶＭが見られることがあります（質問13を参照してください）。

図⑩

AVMの分類（広がり）

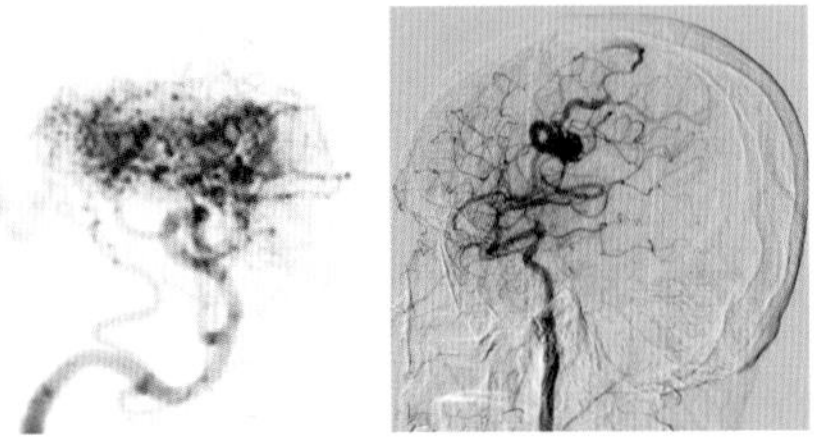

コンパクト型のAVM
（輪郭がはっきりしている）

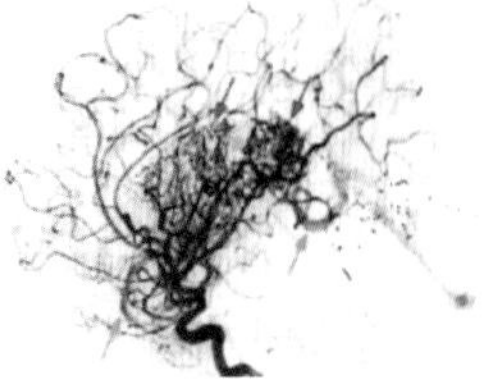

びまん性のAVM
（輪郭がはっきりしない）

質問12 ＡＶＭの特徴をまとめてください。

図⑪にまとめましたが、詳細は別の章を参照してください。

図⑪

ＡＶＭの特徴

① 原始血管が動静脈へ分化する際に生じる先天的な発生異常による疾患。

② 動静脈が短絡しており、毛細血管を欠く。短絡部に毛細血管の代わりにナイダスが存在する。

③ 好発年齢は10～30歳台。男性に多い。

④ テント上に多い（約80%）。

⑤ 単純CTでナイダスや周囲の脳にグリオーシスの結果生じた石灰化組織を認める（約25%）。

⑥ MRIでナイダス、流入動脈、流出静脈がフローボイドとして描出される。

⑦ 周囲の脳に虚血やグリオーシスによる脳萎縮を認めることがある。

⑧ 約20%に増大を認めることがあり、特に小児でその傾向がある。

⑨ 一般的に家族歴はない。

⑩ 出血発症が最も多い（約60%）。

⑪ 出血した場合、脳出血、くも膜下出血、脳室内出血を認める。

⑫ 年間の出血率は2～3%で、出血した場合は今後1年間の再出血率は約6%以上、それ以降はまた2～3%に戻る。

⑬ 小さいAVMほど出血しやすい傾向がある。

⑭ 初回の出血で後遺症を残す可能性は約30%以上とされる。

⑮ 初回出血での死亡率は約10%、再出血では約15%、3回目以降では約20%とされる。

⑯ 治療方針の決定にはスペッツラー・マーチン分類が使用される。

質問13　ＡＶＭに似た病気はありますか？

ＡＶＭの他には、硬膜動静脈瘻、海綿状血管腫、静脈性血管腫、脳毛細血管拡張症、ＣＰＡ（シーピーエー）、ガレン大静脈瘤、遺伝性出血性毛細血管拡張症、などがあります。

①硬膜動静脈瘻

硬膜とは脳を覆っている硬い膜です（質問10の図⑦を参照してください）。ＡＶＭと同じように動脈と静脈が毛細血管を介さず直接つながった（動静脈短絡、動静脈シャント）疾患です。流入動脈は硬膜動脈で、流出静脈は一般的に静脈洞です。静脈洞とは、硬膜が2層に分かれた間のスペースで、脳の静脈は内頚静脈に注いで心臓に戻る前に、静脈洞を通過します。大量の動脈血が流入してくるので、血管雑音が聞こえたり、頭痛が起きたりします。頭蓋内静脈に逆流して流出することがあり、破裂して脳出血をきたすこともあります。

好発年齢は、脳動脈瘤破裂とほとんど同じで40歳台から60歳台です。まれな新生児病変を除き後天性疾患と考えられています。

②海綿状血管腫

異常に拡大した洞様構造を持つ血管の集合体で、異常血管の間に正常脳組織は存在しません。罹患数は人口の０・５％から０・７％とされ、ＡＶＭについで多い血管奇形です。多くは出血、石灰化を伴います。周囲の脳との境界ははっきりしていて、拡張した流入動脈や流出静脈は認めません。多くが単発で無症状ですが、出血を繰り返して大きくなったり、頭痛、てんかん、出血を起こすことがあります。20歳台から30歳台に発症することが多いです。遺伝する（家族性）タイプが20％で認められ、多発しやすく、より若年で発症し、出血率が高いと言われています。

外観は、暗紫赤色をしており、桑の実のように見えます。

③静脈性血管腫

拡張した髄質静脈（脳の深部の細い静脈）と流出静脈からなり、動脈や毛細血管の関与はなく、ナイダスもありません。本来、退化消失するはずだった胎児期の髄質静脈が残ってしまったことが原因と言われています。放射状に配列した多くの髄質静脈が集合して、拡張した1本（ときに複数）の流出静脈となります。これはメドゥーサの頭（Caput Medusae）や傘状（umbrella shaped）と呼ばれる特徴的な脳血管撮影所見を呈します。血管腫の間には正常脳が存在します。全ての年齢層で見られます。脳の正常な静脈還流に関わっており、通常は無症状です。まれにけいれんや出血を起こすことがあります。海綿状血管腫を合併することが少なくありません。

④脳毛細血管拡張症

脳幹、特に橋に好発します。単発性で、多発性はまれです。壁の薄い毛細血管の集まりで、ときに拡張した流出静脈を伴います。通常は無症状ですが、まれに出血するとの報告があります。

⑤ＣＰＡ（シーピーエー：Cerebral Proliferative Angiopathy）

かつてはＡＶＭのうちの一つとされていたものです。通常のＡＶＭであれば、異常な血管の部分にある脳は機能していません。しかしＣＰＡでは、異常な血管の部分にある脳は正常に機能しています。病巣が大きいことも多く、脳の半分くらいにまで広がっている場合があります。症状は、けいれん、頭痛の他に、一過性脳虚血発作と呼ばれる症状が起こることもあります。これは、一時的に正常脳への血流が悪くなり、片方の手足の痺れや麻痺が起きたり、言葉が話しにくくなったりする症状です。出血は例外的ですが、一度出血すると再出血率は高くなります。また、神経脱落症状が進行することもあります。これはＣＰＡがもやもや病のように脳血管増殖を伴う慢性的虚血性疾患であることを示しています。

図⑫

AVMに似た病気

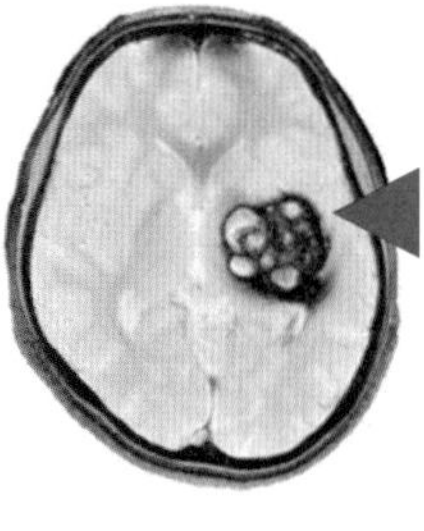

海綿状血管奇形

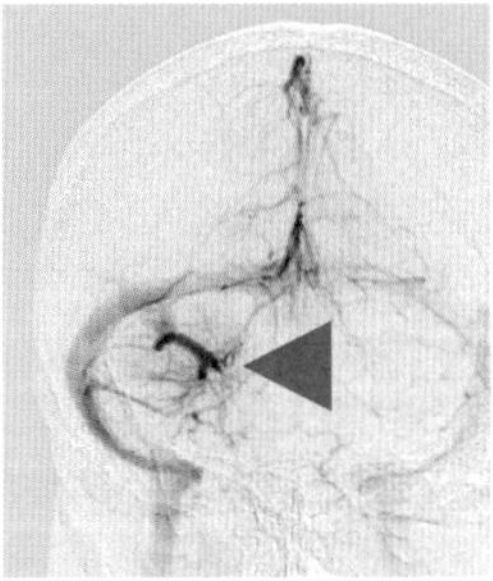

静脈性血管腫

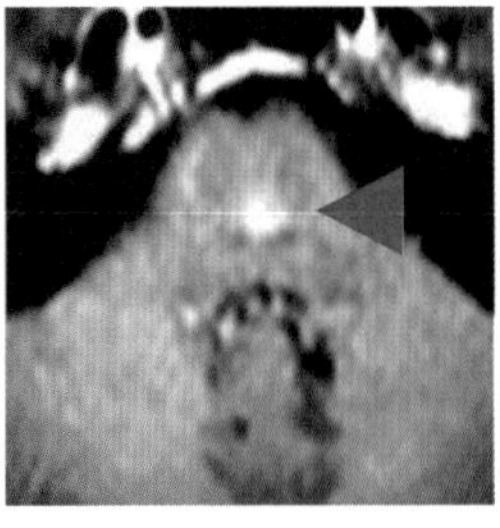

脳毛細血管拡張症

⑥ガレン大静脈瘤

ガレン大静脈は脳の深部を走行する最も重要な静脈です。ガレン大静脈瘤には２つのパターンがあり、１つはＡＶＭの流出静脈がガレン大静脈で拡張したものと、もう１つは胎生早期のガレン大静脈ではない前脳正中静脈（median vein of prosencephalon）が本来退化消失するはずが残ってしまい、何らかの理由で動静脈短絡（シャント）が生じ、流出静脈が拡張したものに分けられます。ガレン大静脈奇形という場合は、後者になります。ガレン大静脈瘤は頭蓋内血管奇形の１％とされるまれな疾患ですが、小児血管奇形の30％を占める重要な疾患です。多くは、新生児や乳幼児期に発症します。短絡量（シャント血流量）が非常に多いので、新生児期では高度の頭部雑音と心不全を合併していることが多いです。

乳幼児期発症では、拡大した大静脈が頭囲を押し広げ、巨頭症をきたしたり、髄液の通り道を閉塞（中脳水道圧迫）して水頭症に至ることがあります。軽度の心不全、けいれんを認めることもあります。さらに年齢が上がると、頭痛、くも膜下出血、局所神経症状（静脈瘤による圧迫、静脈還流障害や盗血現象により生じます）が主な症状となります。治療法の進歩で、生命予後は向上しましたが、機能予後は不良なことも多く、予後には厳しいものがあります。

図⑬

AVMに似た病気

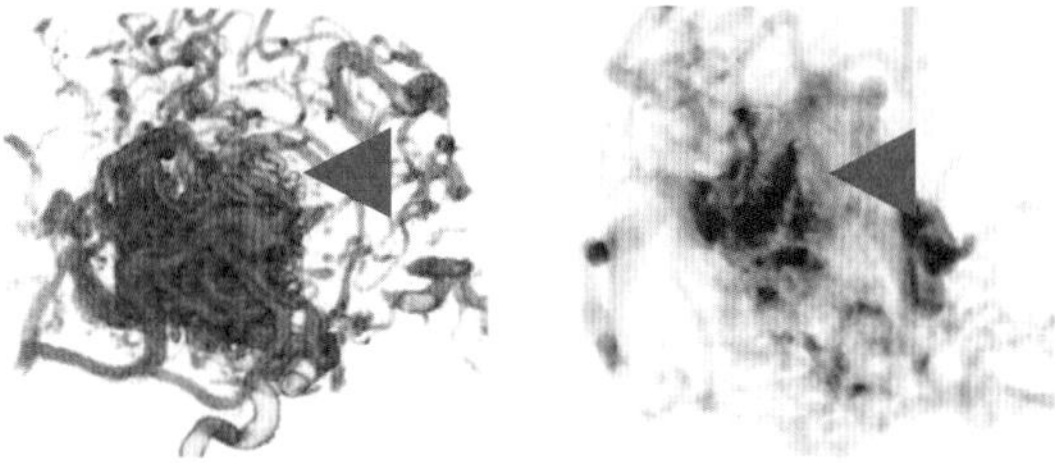

CPA

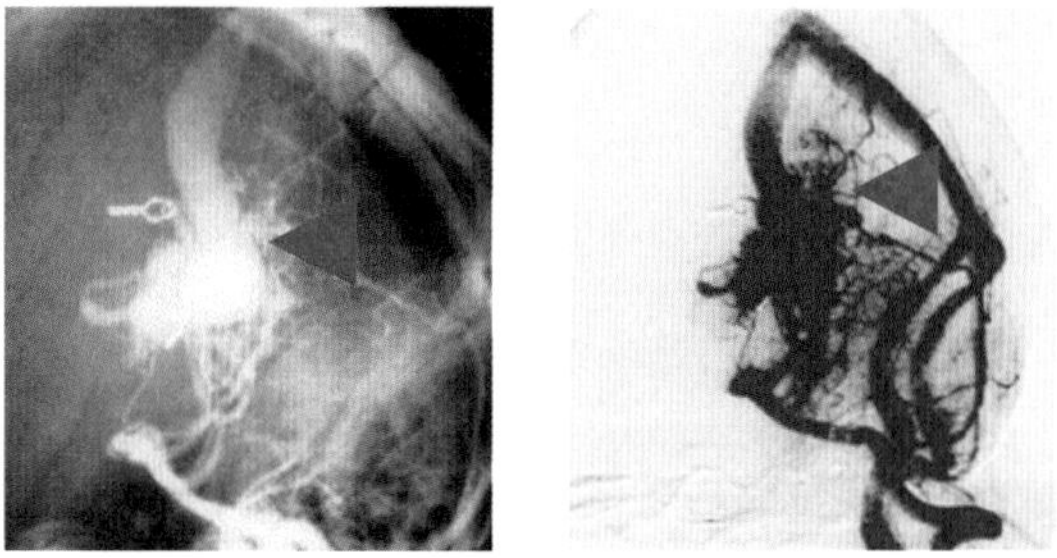

ガレン大静脈瘤

⑦遺伝性出血性毛細血管拡張症（Osler-Weber-Rendu 症候群）

常染色体優性遺伝性疾患（原因遺伝子がいくつか特定されています）で、皮膚および内臓の毛細血管拡張と出血傾向を主な特徴とした血管形成異常症です。

繰り返す鼻出血はよく知られた症状です。肺、肝、中枢神経にＡＶＭなどを合併することも特徴の一つです。

人口10万人に対し1人から2人の発生頻度とされます。学童期や思春期に鼻出血で発症することが多く、30歳台になって明らかになってきます。約10％にＡＶＭなどを合併し、合併した場合は約40％が多発性です。

⑧ Wyburn-Mason 症候群

片側性の網膜と中脳のＡＶＭをいい、片側性網膜脳血管奇形あるいは中脳顔面血管腫とも言われます。まれな先天性疾患で、神経皮膚症候群の一つです。患側の眼周辺部の血管性母斑（血管腫）を認め、初発症状として、くも膜下出血や脳出血、頭痛、視力障害、片麻痺などがあります。胎生期の前原始血管網の異形成が原因と推定されています。

第2章―ＡＶＭの検査

質問1　ＡＶＭを見つけるには、どのような方法がありますか？

ＣＴ・ＭＲＩ・血管撮影などを使用して、ＡＶＭの画像診断を行います。

●ＣＴスキャン

出血を伴う場合は、単純ＣＴで脳内出血を示す脳内の高吸収域（白く写ります）やくも膜下出血に特徴的なヒトデ型（ペンタゴン型）の高吸収域が見られます。脳底部のくも膜下腔はヒトデ型をしているため、このような形に見えます。

出血を伴わない場合は、単純ＣＴで高吸収域（ナイダス）や低吸収域（周囲の乏血組織が黒っぽく写ります）の混在を認めます。グリオーシスの結果生じた石灰化組織が著しく高吸収を呈することもあります。通常は周辺の脳組織を圧迫するような所見（腫瘤効果：mass effect）は乏しいです。単純ＣＴでは異常を指摘できないこともあります。

図⑭

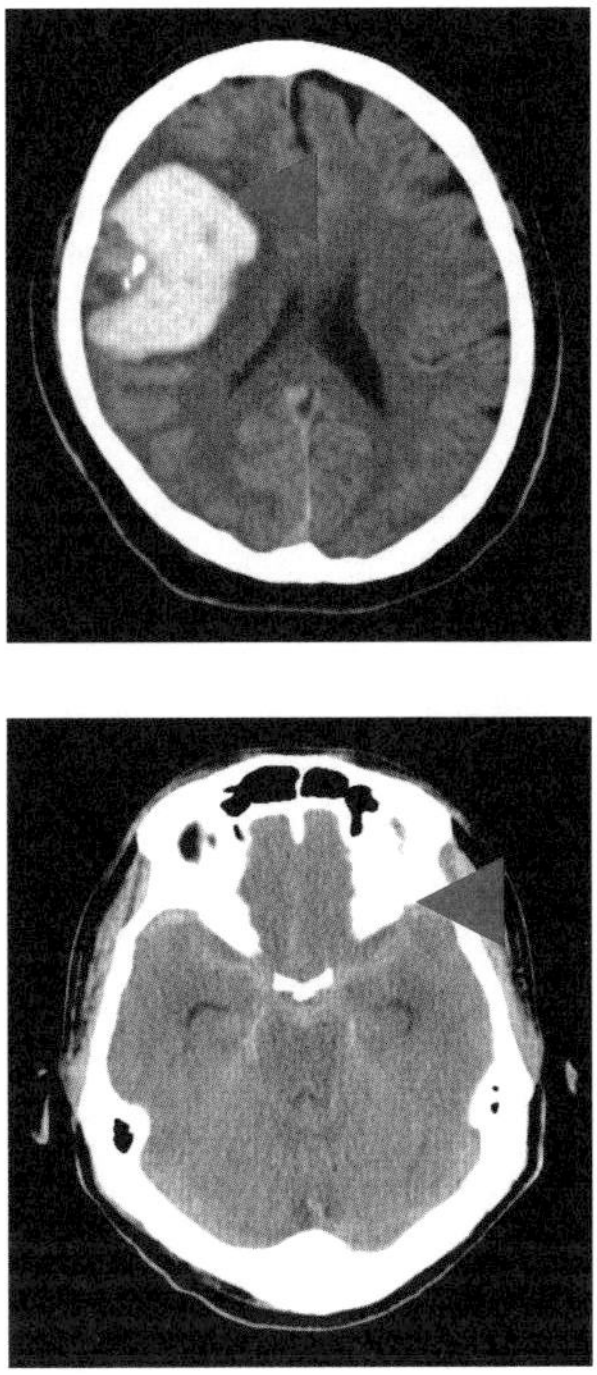

●造影ＣＴ

造影剤を静脈注射して行うＣＴ検査のことです。

造影ＣＴを使用することで、ＡＶＭの血管構築をよりはっきりと描出することができます。特にナイダスは著明に増強され、不均一な高吸収域を呈します。流入動脈、流出静脈、大小の血管の集合からなるナイダスが造影されます。

造影ＣＴも撮影条件によって呼び方が変わります。

①３次元ＣＴ

３次元ＣＴとは、造影剤を静脈注射して、造影剤が脳の血管に到達した時点からＣＴを撮影します。撮影した画像を基に、立体的に血管構造を描出することができるだけでなく、周辺の脳組織との関係を立体的に把握することも可能です。

図⑮

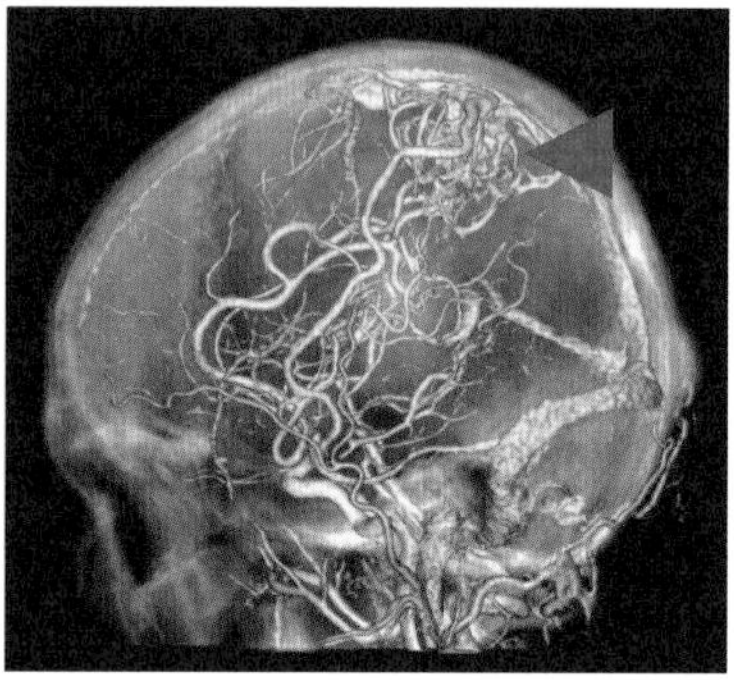

②4次元CT

4次元CTは従来の3次元CTに時間軸を加えた撮像方法で、一定の時間にわたって連続的に撮影するものです。血管構築だけでなく、動脈相から静脈相まで継時的な血液の流れを把握することができます。これにより、血管の形態的評価と血流評価が可能になります。

脳血管撮影に伴う侵襲性がなく、脳血管撮影だけでは得られない多くの情報を安全に得ることができます。

図⑯

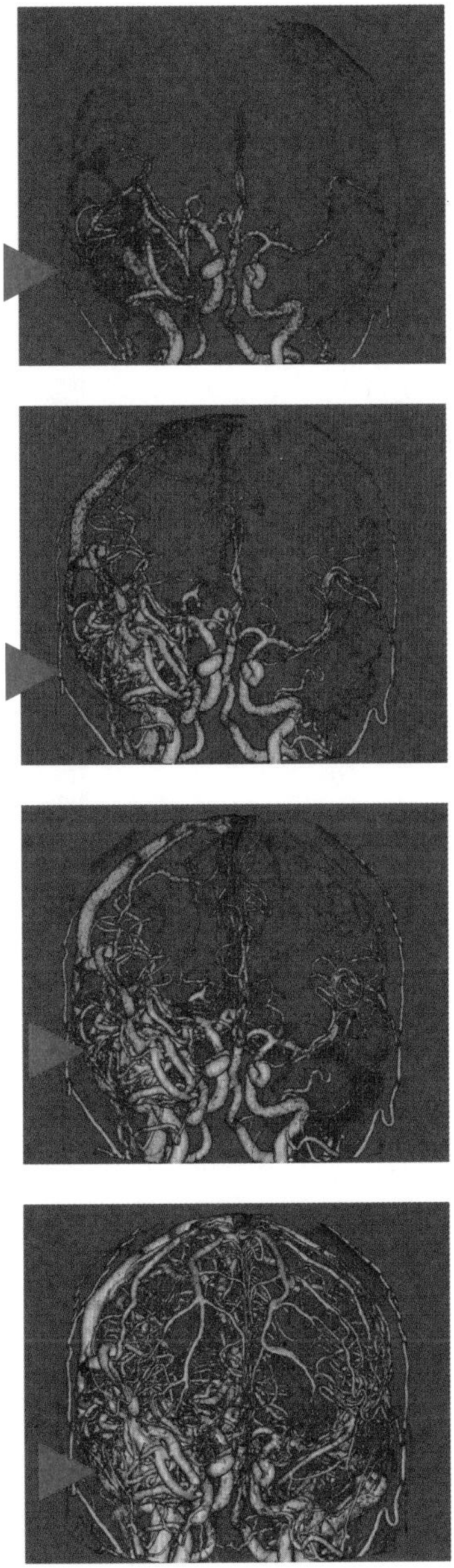

●MRI

MRIは、放射線を使わず、磁気で写真を撮影する装置です。

CTスキャンとは違って、放射線の被曝はありません。

破裂している場合には、MRIでは血腫を捉えにくいこともあるので、CTスキャンの方が出血の有無の判断には優れています。ただし、血腫の中に隠れたナイダスはCTスキャンでは分からないので、MRIを撮影します。AVMには毛細血管がないので、血液はあっという間にナイダスを通り抜けます。この場合、磁場に共鳴した原子核もあっという間に撮影する断層面から外れてしまうために、ナイダスは真っ黒く抜けて写ります（無信号）。これをflow void（フローボイド）と呼びます。フローボイドが周囲の脳組織とのコントラストを形成するので、詳細にAVMの形態を把握することができます。またフローボイドが巣状に集まった像は

honeycomb sign（ミツバチの巣）と言われます。流入動脈よりも流出静脈の方が拡張が目立つことが多いです。微少な出血を繰り返している場合は、様々な高信号（白く写ります）や低信号（黒っぽく写ります）が混在した像を示します。

ＭＲＩを使うことで、ＡＶＭの場所、周囲の脳との関係、ＡＶＭがＣＴでは分かりにくい微小な出血をしていないかどうか、など多くの情報を得ることができます。

図⑰

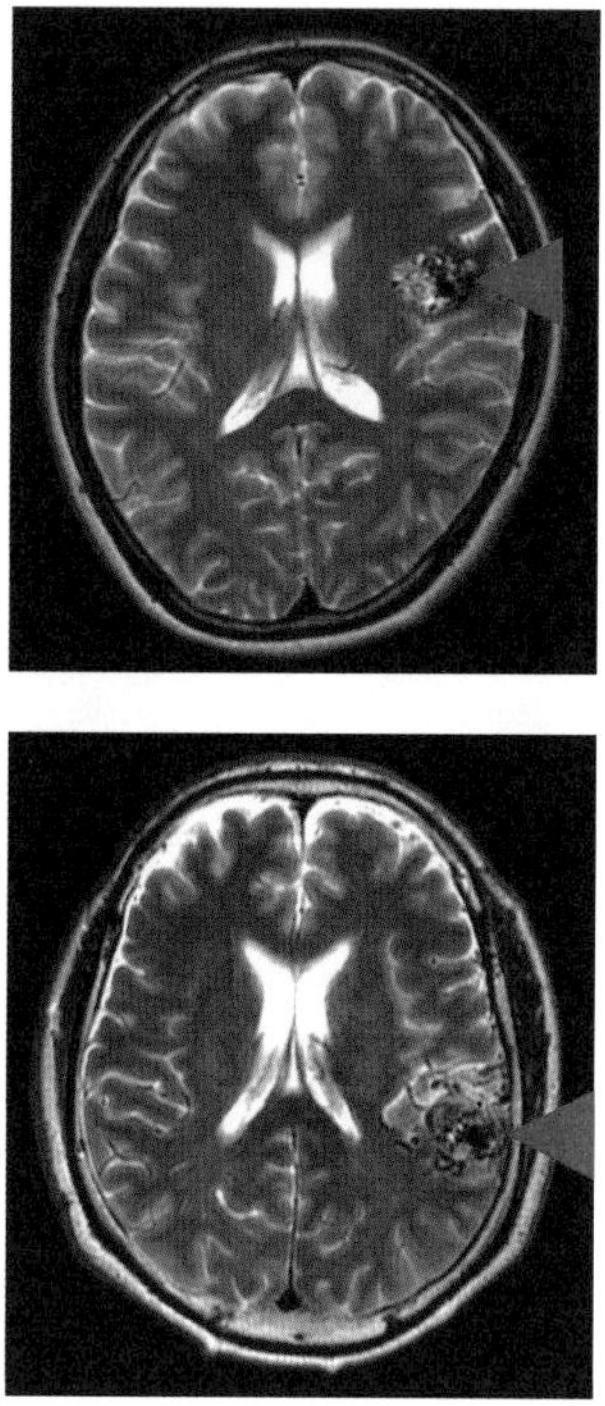

●ＭＲＡ

ＭＲＡは、血管を撮影する撮像法です。

造影ＣＴと違って、放射線の被曝がありません。また通常は造影剤の使用もありません。血流の大まかな描出に有用です。ＡＶＭが小さくなければ、ＭＲＡで発見することが可能です。ただし、血管が細くて流れが遅い場合は、撮影するのが難しいです。血流の遅い流出静脈の場合は、造影剤を投与することでＭＲＡでの描出能を改善できます。ＡＶＭの血管構造、ナイダス内部の動脈瘤の有無までは読み切れません。

図⑱

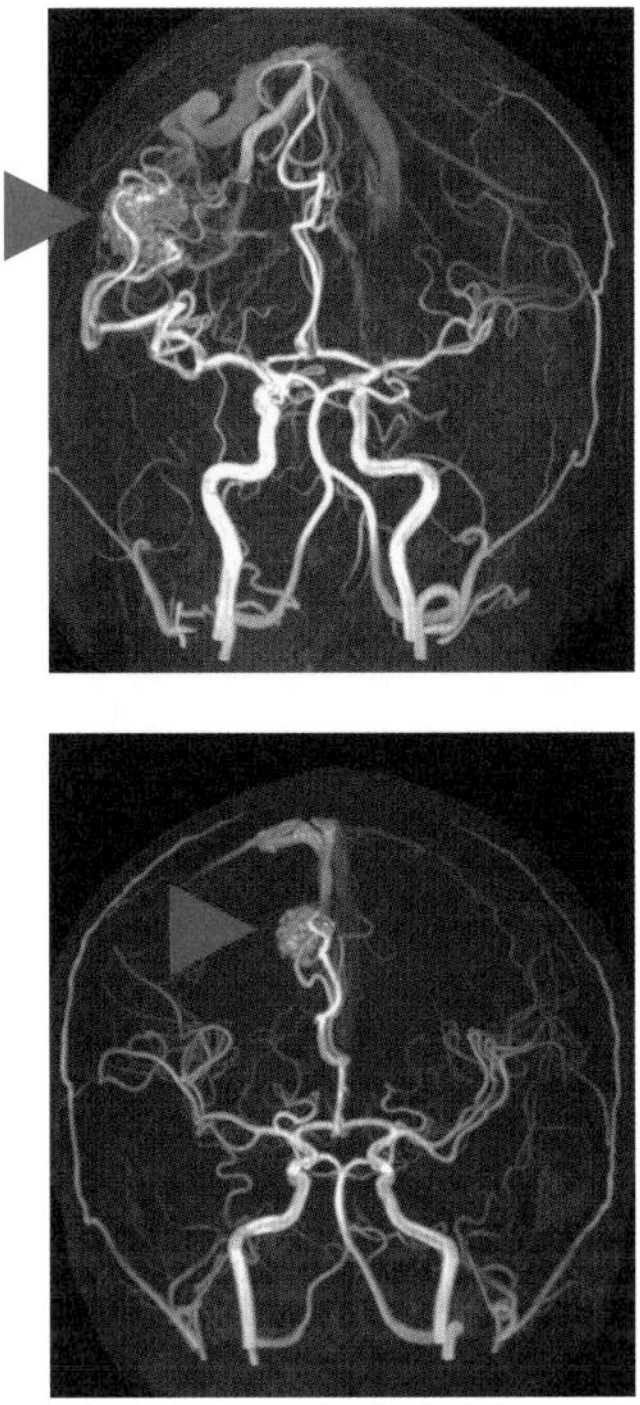

脳血管造影

脳の血管を最も正確に知ることができる検査です。

この検査では、「カテーテル」と呼ばれる非常に細い管を太ももの付け根や腕の血管（大腿動脈や上腕動脈など）から入れていきます。カテーテルを首まで誘導したら、その先端から脳の血管に造影剤を注入します。そしてその造影剤が脳血管を流れていく様子を継時的に連続で、細かい間隔で撮影します。小さいものまではっきりと描出でき、微細な画像の観測が可能です。今日に至るまで脳血管障害における画像診断のゴールデンスタンダードです。特にＡＶＭでは血行動態や詳細な病変部の血管構築を評価するために必須です。

ナイダスは、異常血管が密に集まった塊としてはっきりと造影剤に染まって描出することができます。毛細血管を欠くＡＶＭは、血管抵抗が少ないので、流入動脈は拡張するとともに、他の正常な動脈と比べて早期に造影されます。また、造影剤はあっという間にナイダスを通り抜けるので、同様に拡張した流出静脈が早期に造影されます（Early venous filling）。動静脈シャントとも呼ばれます。正常な静脈は血管撮影の後半で描出されます（静脈相）。ＡＶＭの流出静脈は、血管撮影の前半、他の正常な動脈が造影される時期（動脈相）に描出されます。特に、流出静脈が静脈瘤様に拡張したものをvarixと呼びます。

回転ＤＳＡ（Digital Subtraction Angiography：デジタル減算血管撮影法）という撮像法もあり、撮影用管球が被写体の周りを回転しながら撮影することで、３次元立体画像を作成することができます。画像を回転することにより血管相互の重なりがあっても判別が容易で、立体的な位置や細かい分枝に関する情報が得られます。通常の血管撮影では判別困難な血管、例えば穿通枝の関与の有無、穿通枝がナイダスに至る走行経路を明示することができます。

図⑲

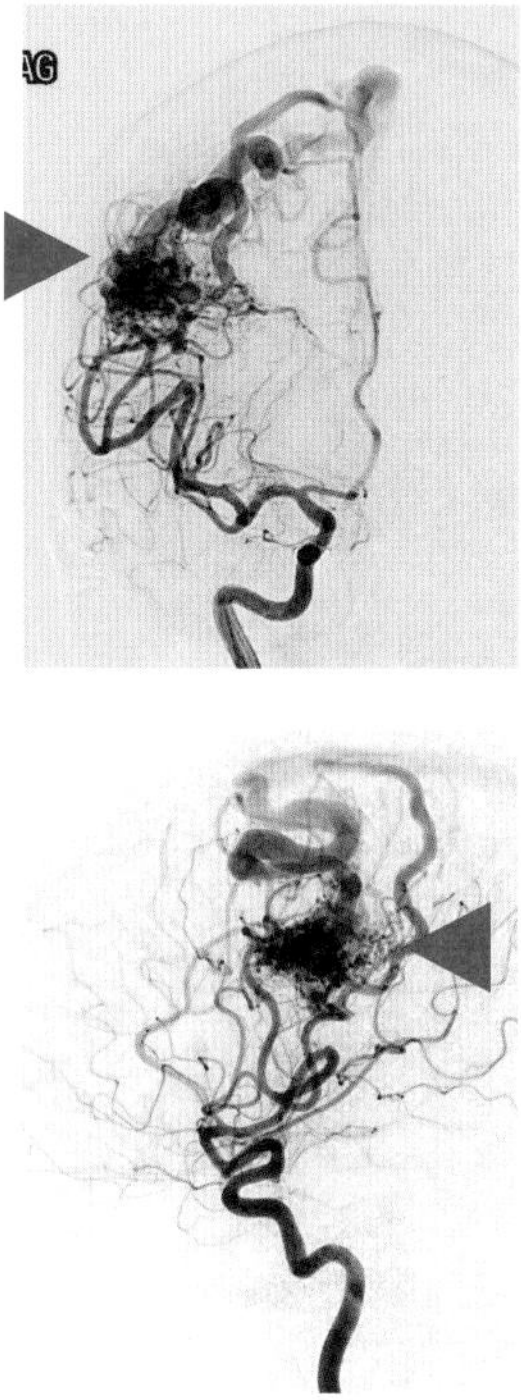

●SPECT (single photon emission computed tomography)

核医学検査は、ラジオアイソトープで標識した放射性医薬品を投与し、脳血流、脳代謝、神経伝達などに関する他の画像診断では得られない重要な生態機能情報を得ることができます。SPECT検査では、静脈注射にて投与した放射線医薬品から放出されるガンマ線を多方向から検出し画像を構成しています。AVMでは血流がナイダスに集中（盗血現象）するため、周囲の正常脳は血流が低下しています（乏血状態、低灌流状態）。特に、大きなAVMでは、摘出術後に正常灌流圧突破現象をきたすことがあり、その予知と診断にSPECTが有用です。

検査はそれぞれに長所・短所があります。検査を組み合わせて総合的に判断されます。

図⑳

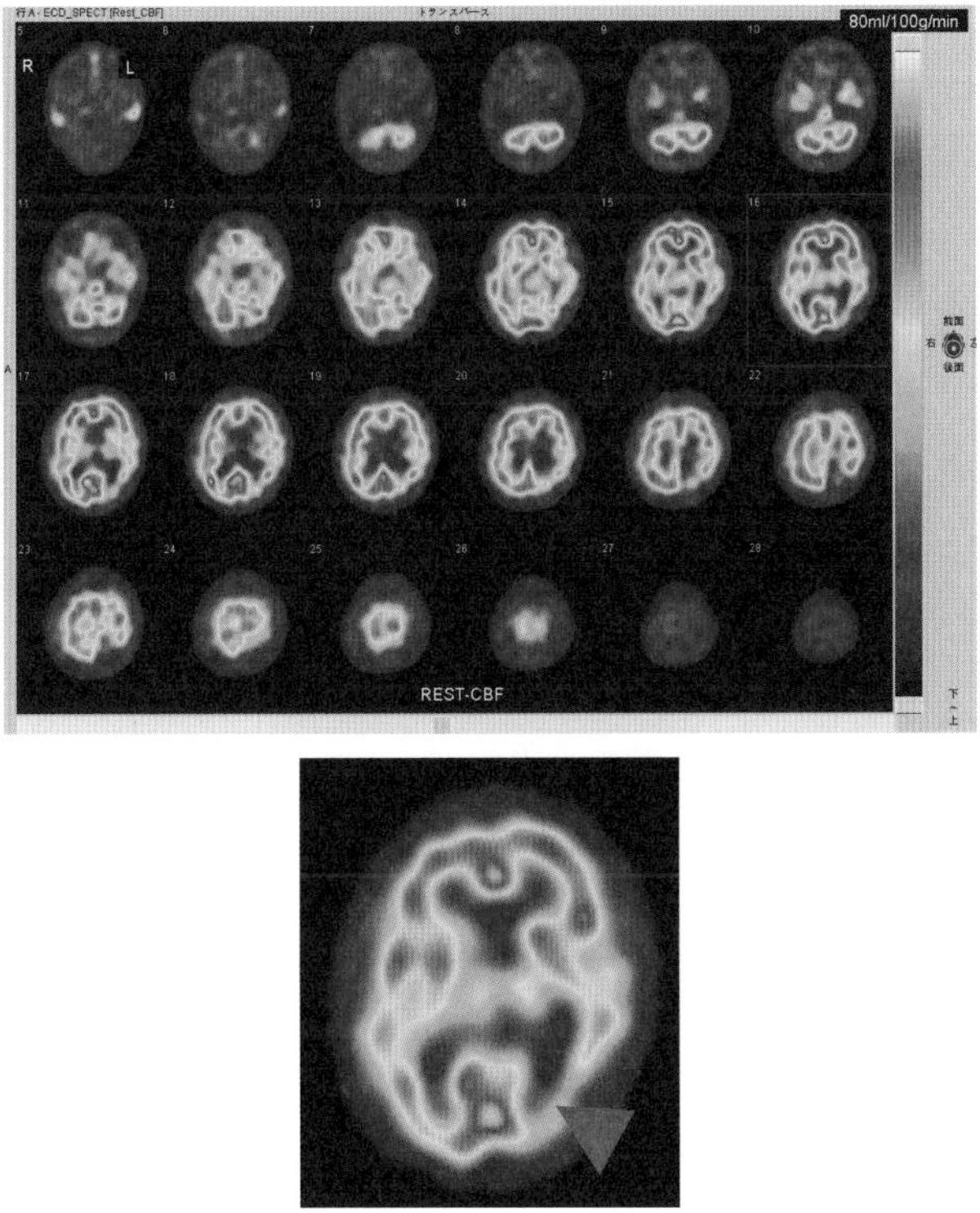

質問2　ＡＶＭの診断はどのようになされるのですか？

若年者から中年者の皮質下出血であれば、まずＡＶＭを考えます。

※皮質とは
大脳の皮質というのは、脳の表面１・５㎜～４㎜の厚さの層のことをいいます。この大脳皮質の表面には動脈から分かれてきた細い血管が流れています。皮質下出血では、大脳皮質の深部を穿通している小動脈が破綻することにより出血します。

では、なぜ若年層から中年者の皮質下出血であれば、ＡＶＭを疑うのでしょうか？

脳の血管が破れる脳出血は、いくつか種類があります。皮質下出血以外の出血は、いずれも主な原因は高血圧です。その背景には動脈硬化があります。好発年齢は50歳台から60歳台とされてきましたが、最近では平均寿命の延長とともに、もっと高齢者で見られることが多くなっています。

しかし、皮質下出血では、高血圧以外の原因の場合が半分以上あると言われています。そのため若年者から中年者の皮質下出血では、ＡＶＭが疑われます。

その他にも、高血圧性の脳出血にしてはあまり見られない場所に血腫があった場合もＡＶＭを疑います。大人になってから初めてけいれんが起きた場合、だんだんと体が麻痺してきたり、同じ場所が時々ズキズキと波打つように痛む場合、ＡＶＭの疑いがあります。年齢にかかわらず検査をした方が良いです。

ＣＴでは、血腫の中、またはその近くに白く写る石灰化や、まだら状の黒い部分（古い血腫や脳梗塞等）が写ることがあります。ＭＲＩでは、血腫の中か、その周りに、黒い部分が見え、ナイダスまたは流出静脈が写ることが多いです。

脳血管造影はＡＶＭ診断でゴールデンスタンダードの検査といえます。脳血管造影でナイダスと流出静脈が描出されればＡＶＭと診断できます。

ＡＶＭの画像は、ＡＶＭがあるかないか、どこにあるかといった診断以外にも、手術可能かどうか、手術の難易度や手順、手術後の後遺症のリスク、などの判断に用いられます。

血管造影はＡＶＭの手術中でも、流入動脈の遮断、流出静脈の温存の確認、手術の進行状況の把握にも用いられます。

ＡＶＭの手術後は、ＡＶＭが完全に摘出できたかどうか、血管造影で確認します。

第3章　ＡＶＭの治療

質問1　ＡＶＭにはどのような治療法があるのですか？

治療法は３つに分かれます。

①開頭摘出手術

頭蓋骨を外して（開頭）、ナイダスを直接取り除く治療法です。

ナイダスを全て摘出できれば、ＡＶＭは根治です。手術後はＡＶＭからの出血の可能性がなくなります。将来も出血することはありません。即効性と確実性が最も高い治療法です。

しかしＡＶＭを摘出する手術は、脳神経外科の手術の中でも特に難しい手術であるとされています。様々な条件を考慮して、手術適応かどうかが検討されます。

②血管内治療

この治療は、ナイダスへ入る動脈（流入動脈）を塞栓物質で閉塞させる治療法です。マイクロカテーテルと呼ばれる細い管を、太ももの付け根の動脈（大腿動脈）などから、脳に向かって入れ

図㉑

開頭摘出手術

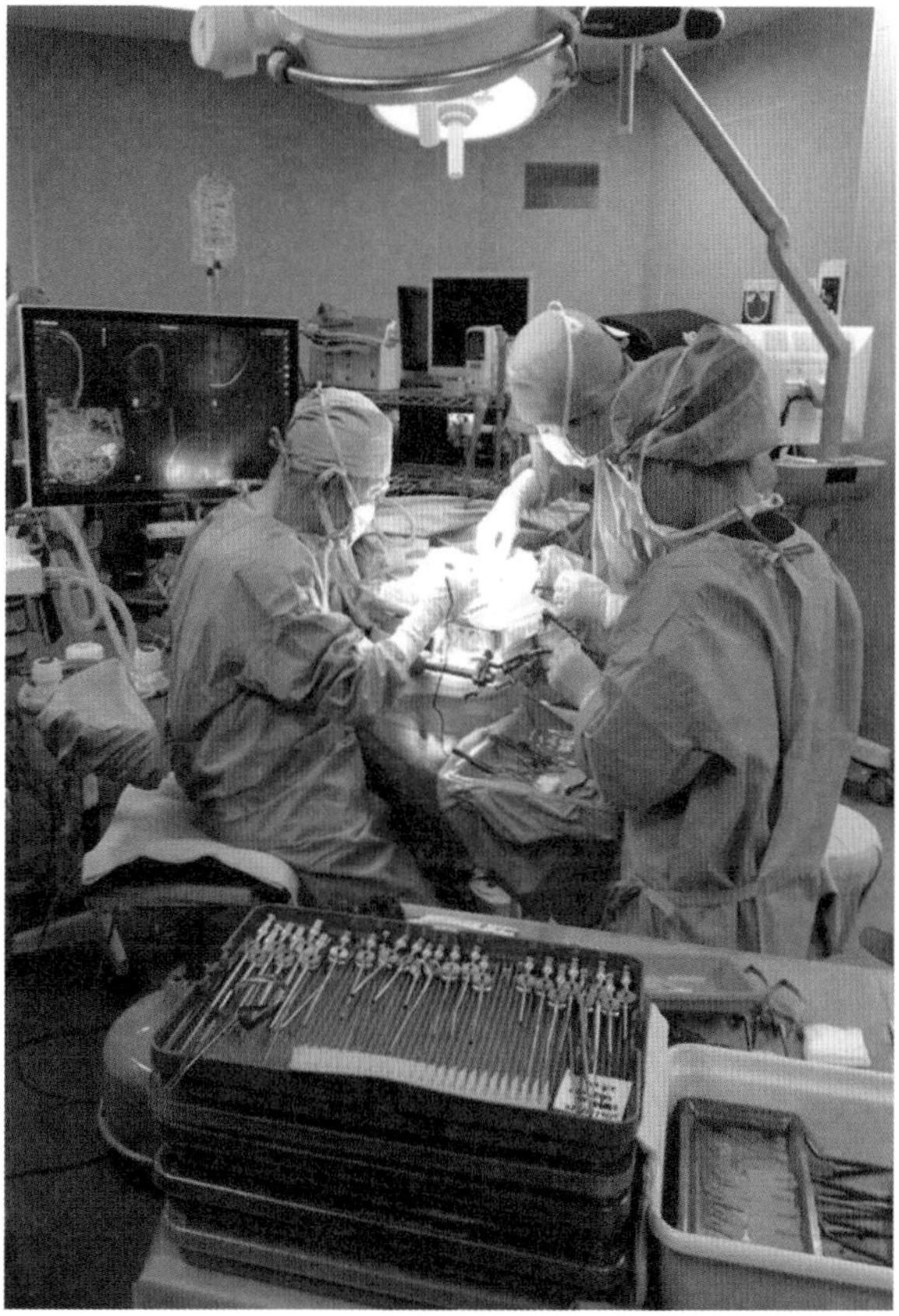

ていきます。ＡＶＭの流入動脈までカテーテルを誘導した後、プラチナコイルまたは液体塞栓物質を用いて流入動脈を塞栓します。

この治療によって、ナイダスへ入り込む血液の量を減らしていけば、ナイダスは少しずつ小さくなります。しかし、ナイダスには多くの流入動脈があるため、血管内治療だけで全ての流入動脈を閉塞してＡＶＭを根治させることはほとんどできません。

血管内治療は、ほとんどの場合、開頭摘出手術の前準備として行います。これをすることで、ナイダスへ流れ込む血液の量が減り、ナイダスが小さくなります。ＡＶＭが小さいほど摘出しやすくなり、手術中の出血を減らすことができます。

図㉒

血管内治療

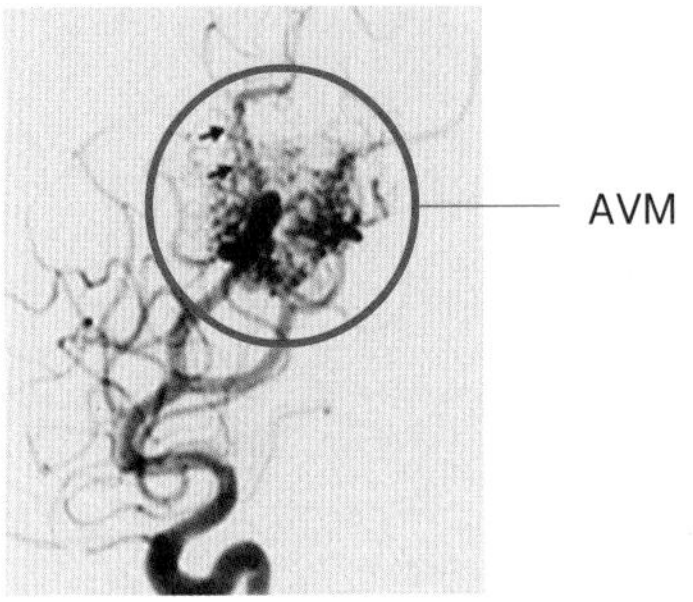

治療前

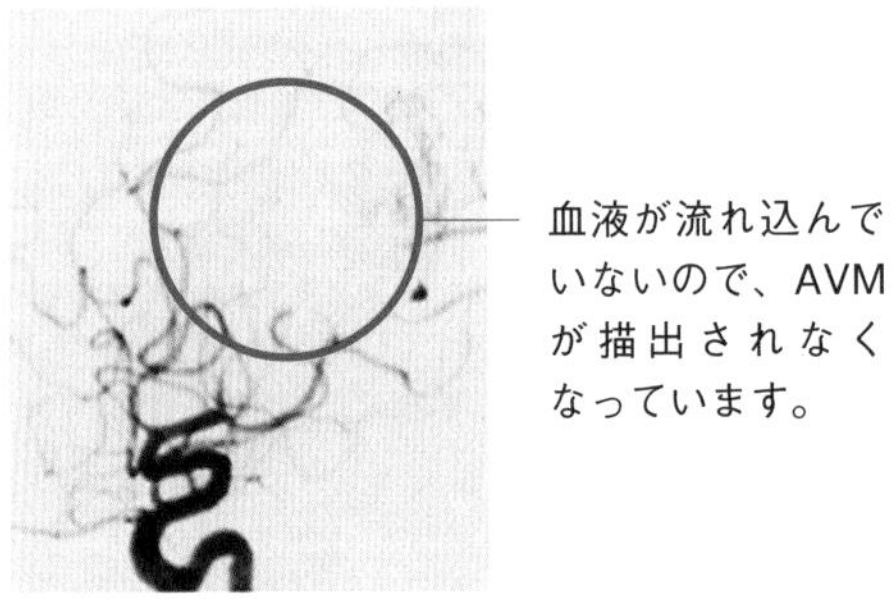

治療後

③ガンマナイフ治療

ナイダスにＸ線よりもさらに波長の短い「ガンマ線」という放射線を照射する方法です。

ＡＶＭに定位的に集中して放射線を照射すると、ナイダスが徐々に閉塞していきます。照射後3年程度経過すると、およそ80％の確率で小型のナイダスなら消失します。

質問2　治療法は、どのようにして選ばれるのですか？

どの治療法にも長所と短所があります。ＡＶＭのある場所・大きさ・流入動脈と流出静脈の本数や状態、ＡＶＭに脳動脈瘤が合併しているかどうか、患者さんの年齢や全身状態、出血しているかどうか、によって違ってきます。

患者さんの精密検査の結果や、患者さんの症状をもとにして、治療のリスクも考慮し、その患者さんに最も適した治療方法を選択します（テイラーメード治療）。

リスクが高い場合は、積極的な治療をしないこともあります。例えば、手術をしても重い後遺症が残る可能性が高い場合などです。降圧薬や抗てんかん薬を内服してもらって経過観察とすることもあります。

治療は、①～③のそれぞれ単独の場合と、複数を組み合わせる場合があります。複数の方法を組み合わせて段階的に治療していくことが多いです（集学的治療）。

いずれの治療も複雑で、高度の技術が必要です。

※治療方針の決め方について、詳しくは、「第8章　治療方針の決定」を参照してください。

図㉓

診察

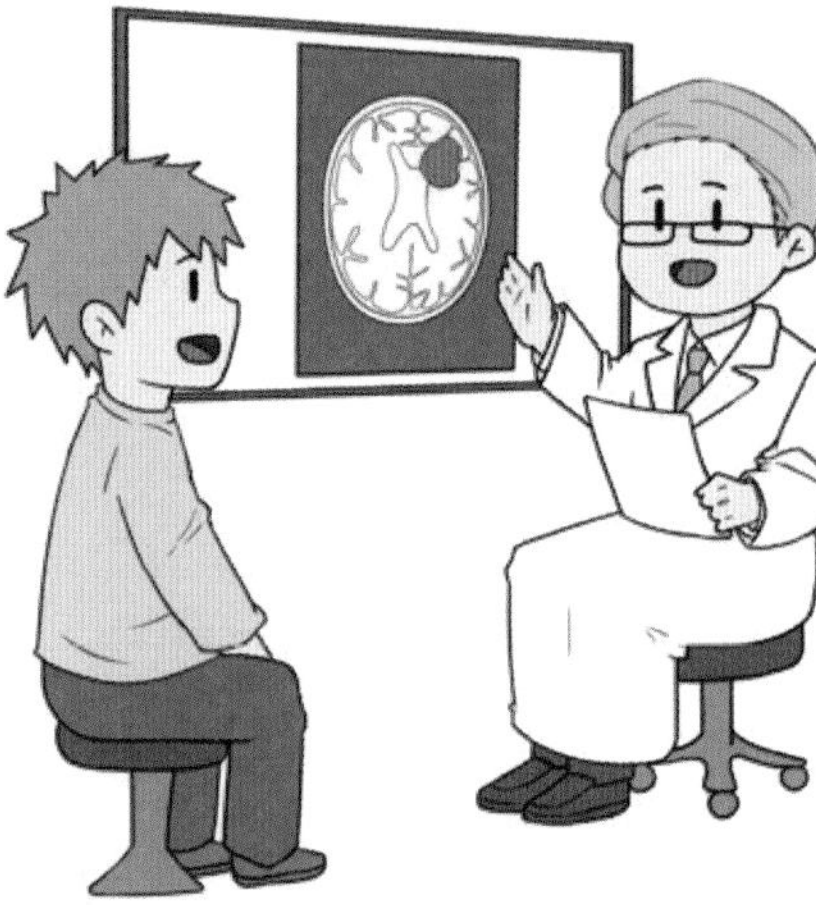

CTやMRIなどの画像から総合的に判断して最適な治療方法を考えます。

第４章　開頭摘出手術

質問１　ＡＶＭの治療では、手術によってＡＶＭを摘出するのが一番良いのですか？　他の治療、例えば放射線治療はできないのですか？

ＡＶＭを治すには、開頭摘出手術が最も良いでしょう。それは、頭の中からＡＶＭを摘出した瞬間から、出血する恐れがなくなるからです。

他の治療法では、例えばガンマナイフ治療ですと、ＡＶＭはすぐには閉塞しません。ＡＶＭが閉塞するまでに、約３年間かかるのです。

その３年の間に、ＡＶＭから出血するかもしれません。ガンマナイフ治療だけでは、出血の危険性はすぐになくならないのです。

血管内治療でも、全ての流入動脈を閉塞することはできません。出血のリスクが増大することもあり、一旦閉塞したように見えても再発する恐れもあります。

質問２　ＡＶＭの摘出手術は、どのように行われるのですか？

①全身麻酔をかけます。
②頭蓋骨を外します（開頭）。そしてＡＶＭおよび周囲の正常脳が確認できる術野を確保します。
③手術顕微鏡を使用し、ナイダスに血液を送っている動脈（流入動脈）を見つけます。流入動脈はたいてい複数存在しますが、手術前の血管造影検査によってどこに存在しているのか予測できています。
④流入動脈を１本ずつ遮断していきます。
　まず流入動脈を手術用のクリップで挟み、血流を一旦止めます。
⑤クリップをかけたところから先の部分で、電流が流れる特別なピンセット（バイポーラ）を使って血管を挟み、凝固止血して血管を切ります。
⑥右の⑤の作業を繰り返して、流入動脈を処理していきます。
⑦流入動脈をほぼ全て処理できたら、次にナイダスを剥離していきます。
　ナイダスの血管と、ナイダスの周りの脳との境界を、慎重に、ていねいに少しずつ剥離していきます。途中で、まだ切断されていない流入動脈が現れることがあります。その場合は、⑤の作業を追加します。
⑧ナイダスの周囲全てを脳から剥離し終え、ナイダスが流出静脈だけでつながっている状態にします。
⑨流出静脈をクリップで遮断し、問題ないことを確認してから流出静脈を切断します。流入動脈の処理が不完全のまま流出静脈を遮断するとナイダスから出血します。
⑩ナイダスを摘出します。

図㉔

開頭摘出手術　その1

①

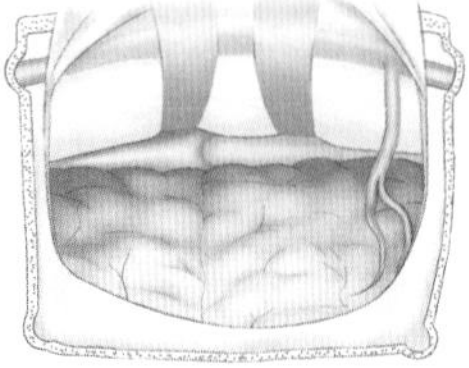

頭蓋骨を開けたところです。この時点ではAVMの全貌は確認できません。

②

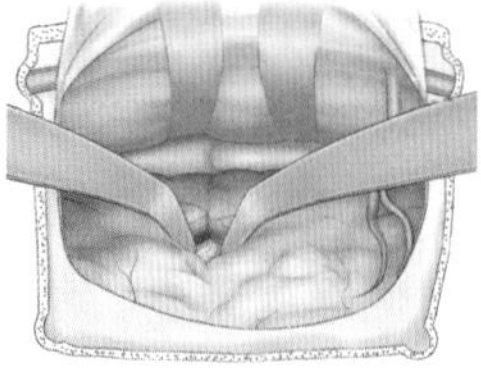

脳の表面を、少しずつ展開して、AVMを徐々に確認していきます。

③

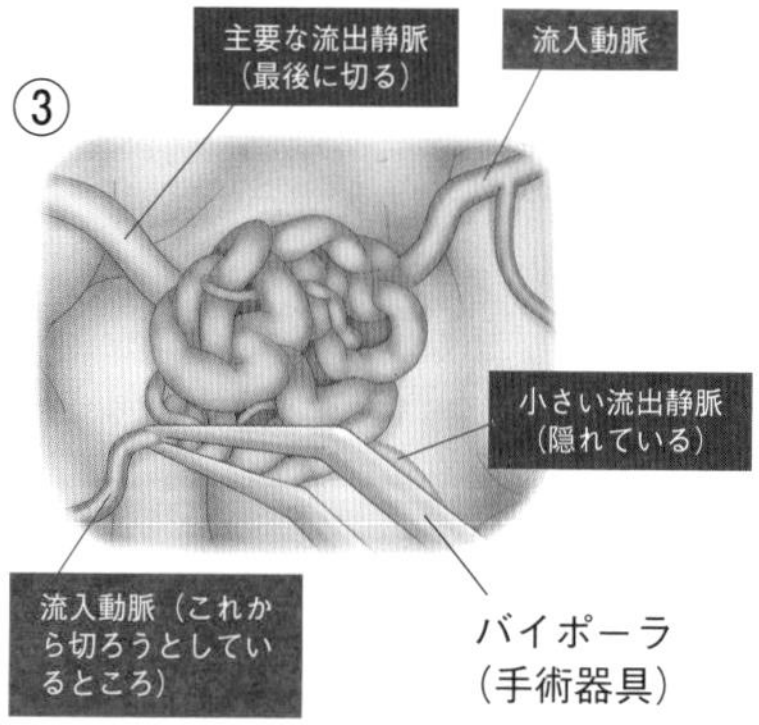

AVMが見えました。
まず、血液の入り口である流入動脈を遮断していきます。

図㉕

開頭摘出手術　その2

④

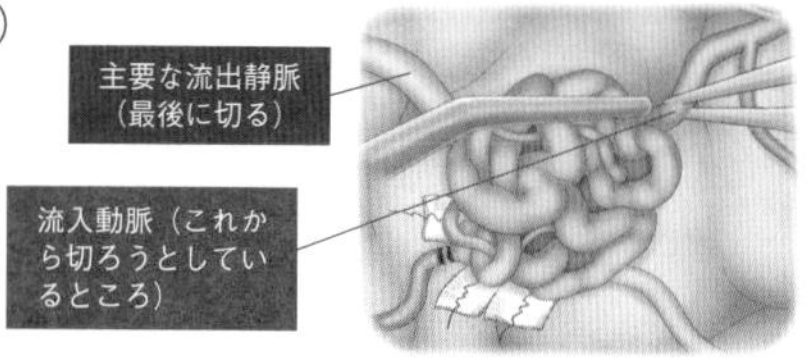

続いてもう1本の流入動脈を切ります。

⑤

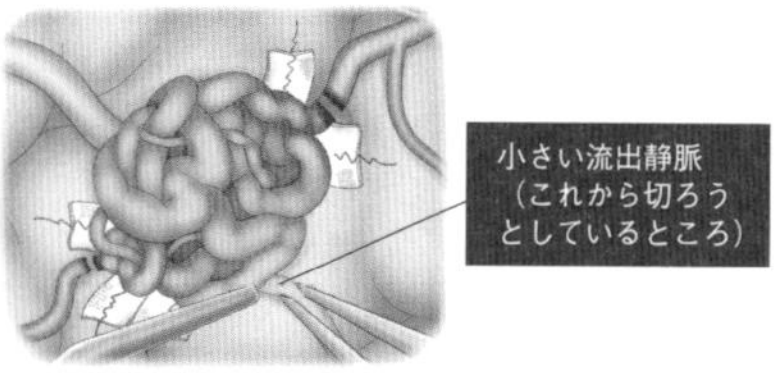

流入動脈の処理を終えると、次はナイダスの剥離を開始します。
ナイダスの剥離の際、先に小さい流出静脈を遮断し切断することもあります。

⑥

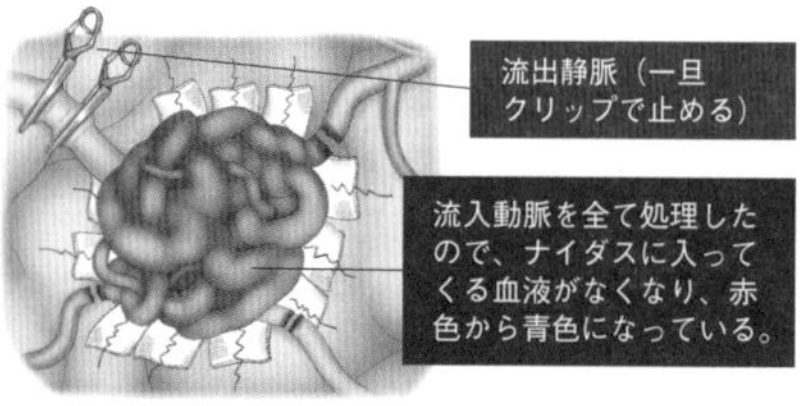

最後に主要な流出静脈を遮断します。切断前に一旦クリップをかけて、隠れた流入動脈からナイダスに血液が流れ込んでいないか確認してから、切断します。

⑦

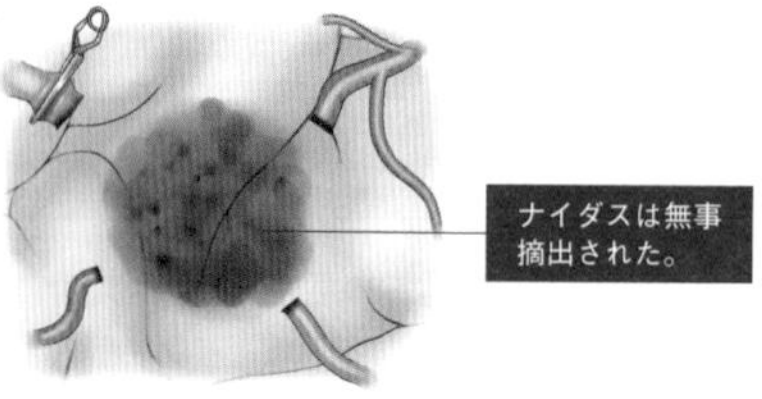

⑦最後に慎重にナイダスを剥離して摘出します。

質問3　ＡＶＭの手術は難しいと聞きました。どのような点が難しいのですか？

手術の難しさについては、２つの大きなポイントがあります。

①手術の途中で予想以上に出血したり、急に脳が腫れてくることがあります。これを手術による「合併症」と呼びます。この合併症のために、手術を続けられない場合があります。

②手術自体は最後まで行うことができたものの、手術が終わった後に、手足に麻痺が残ったり、言葉が上手く話せなくなったり（失語）、高次脳機能障害などの「後遺症」が残ってしまう場合があります。

つまり、手術をすることで「合併症」や「後遺症」が起きる危険性が高いこと、これがＡＶＭの手術の難しさです。

質問4　合併症や後遺症を完全になくすことはできるのですか？

どれほど注意をしたとしても、０％にすることはできません。

質問5　開頭摘出手術で大事なことを教えてください。

ＡＶＭの摘出手術では、「手術が始まってから早い段階で、できるだけ全ての流入動脈を遮断し、流出静脈は最後に遮断する」という手術の順番を守ることが鉄則です。

もし流出静脈を先に止めてしまうと、出口を塞がれた血液がナイダスにたまり、血管の中の圧力が高まります。ＡＶＭの血管はもともと薄くて弱いため、圧力に耐えられなくなると破れて出血します。止血は極めて困難です。

質問6　流入動脈と流出静脈は、見分けやすいのですか？

流入動脈と流出静脈は見分けにくいです。

動脈は、酸素をたくさん含んでいて、あざやかな赤色をしています。静脈は、二酸化炭素を多く含んでいて青黒い色をしています。したがって、通常なら見分けることは簡単です。

しかし、ＡＶＭの場合、流入動脈から流れてきた血液は、ナイダスの血管を通って流出静脈へそのまま流れるため、どちらも鮮やかな赤色をしています。そのために見分けにくいのです。

ＡＶＭの摘出手術は、ナイダスへの血液の流れを全て止めてしまわないと、成立しません。流入動脈が１本でも残っていれば、無事に手術を終えることはできません。

理想的なのは、ナイダスを周囲の脳から剥離する前に、全ての流入動脈が遮断されていることです。ナイダスに血液が流れていなければ、たとえ剥離している最中にナイダスを傷つけても、出血は起きません。

しかし、流入動脈が1本でもつながっているかぎり、ナイダスには十分な血液が流れています。誤って触れれば簡単に出血してしまいます。

ナイダスを脳から剥離する場合には、絶対に血管を破いてしまわないように、正常な脳を少し削りながら剥離することになります。

削り取る部分の脳が重要な機能を持っていない場合は問題ありませんが、そうでない場合は大事な機能が犠牲になることがあります。

質問7 「正常灌流圧突破現象」について教えてください。

ナイダスの異常な血管は、周囲の脳の正常な血管に比べると広径です。このため、ナイダスにはたくさんの血液が流れ込んでいます。

摘出手術では、ナイダスへの流入動脈を遮断します。すると、それまでナイダスに流れていた血液がナイダスの周りの脳へ流れ込むことになります。もともとナイダスの周りの脳は、ナイダスが血液を多く受け取っている影響で、血流が少ない状態になっています。

もともと少ない血液しか流れていなかった部分に急に多くの血液が流れ込むと、急激な血液の増加に耐えられず、脳から出血が起きたり脳が急激に膨れ上がったりすることがあります。

これを「正常灌流圧突破現象」と呼びます。

正常灌流圧突破現象の危険を減らすために、開頭手術の前に流入動脈を塞栓物質で塞栓して血流を落とす治療（血管内治療）を複数回行い、少しずつ流入動脈を閉塞していく方法がとられます。

質問8

ＡＶＭが破裂して出血すると、重い後遺症が残る可能性があることは分かりました。一方で、手術によって後遺症が残る可能性もあります。一生出血しないで過ごせる可能性もあります。リスクがあるとしても手術した方が良いのですか？　実際に出血してから手術してはどうですか？

手術によって合併症や後遺症が起こるリスクと、何もしないで突然出血するリスクを比べると、出血する前に手術をする方が良いといえます。

まず手術のリスクを考えてみましょう。

頭蓋骨を外して頭の中の血管や脳を直接にさわるわけですから、一般の方々が怖いと思うのは当然です。

しかし、大前提として、手術することによって重い後遺症が残ったり亡くなったりする可能性が極めて高い場合、手術は行いません。手術を担当する医師は、それまで身に付けた経験と実績から、細心の注意をして手術を行えば大丈夫であるという勝算があるからこそ、手術を行うのです。

もちろん、開頭摘出手術でも、何らかの脳の損傷が避けられない場合があります。

例えば、ナイダスの血管を周りの脳から剥がしていくときに、血管を傷つけて出血しないように、周りの脳を一緒に削らなければならない場合があります。

その削られる部分が重要な機能を持っている場合、手術後に後遺症が残る可能性が否定できません。ただし、損傷を受ける場所は分かっているため、手術後に現れる症状もほとんどが想定内です。

手術を担当する医師は、培ってきた経験・知識・技術を総動員して、脳の損傷を最小限に食い止めることができます。

一方、何もしないでＡＶＭから出血してしまった場合を考えてみましょう。

出血すると、血液が脳に広がっていき、脳の神経細胞を破壊していきます。血液は血管の外に出てしまうと脳細胞にとって害のあるものになるからです。

また、破れた血管から流れた血液が脳にたまると（血腫）、脳を圧迫してダメージを与えます。出血で血液が広がる大きさや、血腫によって圧迫される部分がどこになるかは、実際に出血が起こらないと分かりません。多くの場合、脳にとって重要な機能を持っている部分が破壊され、様々な後遺症が残ります。一回の出血で命を奪われる恐れもあります。

出血が起きてから手術をする場合、ＡＶＭを摘出すれば、再び出血する危険はなくなります。

しかし、一度出血してしまうと、血腫によって損傷した脳細胞をもとに戻すことはできません。

運動を司る部分が損傷されれば手足に麻痺が出ますし、言語を司る部分が損傷すれば、言葉を上手く話せないことや理解できなくなることがあります（失語）。このような症状はリハビリテーションによって改善することもありますが、重い後遺症が一生残ってしまうことも多いのです。

これらのリスクを考えますと、何もしないでいるよりも、出血する前に治療をした方が良いといえるのです。

質問9　ＡＶＭの開頭摘出手術の際は、全身麻酔をすると聞きました。どのような安全管理をしているのですか？

ＡＶＭの開頭摘出手術は、麻酔科の医師の管理の下、全身麻酔をかけて行います。

まず手術室に入ると、点滴によって眠くなる薬を投与し麻酔の導入が開始されます（鎮静）。患者さんはすぐに眠ってしまいます。

次に、口から管を気管まで通して、呼吸の補助（人工呼吸）を行います。

手術中は、患者さんの体が受ける刺激をできる限り取り除くように、眠くなる薬に加えて、痛み止めの薬も投与します（鎮痛）。

全身麻酔を行っている間は、麻酔を担当する麻酔科医は、患者さんの心電図、血圧、輸液や尿量のバランス、呼吸の様子などを注意深く見守りながら、麻酔薬を調節して投与します。

ＡＶＭはもともと出血しやすく、そこに手術操作も加わるため、血圧の上昇には十分注意します。一方、血圧が下がると体に必要な酸素などが届きにくくなってしまいます。そのため、血圧をコントロールする薬剤も使用します。

手術中は全身麻酔で深く眠っていて意識はありませんが、その状態でも、麻痺などが出ていないか確認できるように、術中電気生理学的モニタリングを行って継続的に監視します。

手術が終了して麻酔薬を止めると、10～20分ほどで麻酔から覚醒していきます。呼びかけに対して目を開けたり、反応が見られるようになったら、人工呼吸の管を抜きます。

目が覚め、意識や呼吸状態、血圧が安定していることが確認できると、集中治療室に移動します。また、全身麻酔を継続したまま術後管理を行うこともあります。

麻酔科医は、手術前・手術中・手術後にわたって、患者さんの体の状態を監視しながら麻酔の管理を行い、脳外科医と連携して手術が順調に進むようサポートします。

質問10 血管内治療では、何度も全身麻酔をすると聞きました。大丈夫ですか？

血管内治療も全身麻酔を行いますが、治療から次の治療までは期間がありますので、通常は問題ありません。

質問11 手術の前はとても不安になりそうです。看護師さんに色々と質問しても大丈夫ですか？

患者さんが入院される病棟の看護師は、患者さんが入院されるまでの状況をきちんと理解しています。そして入院中に予測されることを踏まえ、専門的な知識をもって、患者さんの入院中の看護を行います。

看護師は、手術前の処置や検査を通じて患者さんの体調を理解し、患者さんが精神的に安定を保ったまま、心身ともに最良の状態で手術を受けられるように関わっていきます。

患者さんが安心して手術を受けられるように、入院される病棟の看護師をはじめ、麻酔科の医師、手術室の看護師、薬剤師、栄養士などの医療チームが、写真や図などを用いて多くの情報を患者さんに提供します。家族にも患者さんをサポートできるよう、同じように説明をします。

手術の前日には、手術室の看護師が患者さんのお部屋を訪問します。そして、手術の注意点や当日の手術の流れなどを説明します。患者さんが疑問や不安に感じることを傾聴して、患者さんに寄り添った看護ケアを行います。

質問12　日本語が話せない場合でも大丈夫ですか？

海外の患者さんには、通訳のできる病院スタッフが説明します。

家族が通訳できる場合、麻酔がかかるまで一緒に手術室に入ってもらうなど、言葉の違いによる不安の軽減に努めています。

質問13　手術が終わった後のケアについて教えてください。

手術後は、ＨＣＵ（高度治療室）に入室します。

手術直後は患者さんの全身状態や血圧の変動を特に注意深く観察していく必要があるため、医療機器や看護師の配置が高度に整っているＨＣＵで、手術後の管理を行います。

手術後の経過に問題がなければ翌日には一般病室に移ります。ＨＣＵで数日経過を見る場合もあります。

看護師は患者さんの状態を注意深く観察・管理し、医師の指示のもと、手術後の痛みのコントロールや一時的に起きている機能障害や症状についてもサポートしていきます。

手術の傷は10日前後で落ち着き退院となります。退院時には、退院後の生活についての注意事項など患者さんに合わせた支援を行います。

質問14 手術室の看護師さんは、専門の看護師さんなのですか？

手術の当日は、次の3名の手術専門の看護師で担当します。

①器械出し看護師（手術中に手術器械を医師に手渡す看護師）
②外回り看護師（患者さんの身の回りのケアをする看護師）
③サポート看護師（顕微鏡の画像や記録、解析と①②の看護師をサポートする看護師）

ＡＶＭの手術を担当する看護師には専門的な教育と経験が求められます。富永病院の場合、特に器械出しは院内で教育されたＡＶＭの専任看護師が担当します。

脳神経外科の一般的な手術を十分に経験した看護師に対し、ＡＶＭの手術器械の説明、器械の配置や渡し方、緊急時の対応などを綿密に指導します。その教育課程を修了した者だけが、ＡＶＭの専任看護師として手術を担当しています。

質問15　開頭摘出手術のときには、髪の毛は丸刈りにするのですか？

現在では、全く髪の毛を剃らなかったり、剃ったとしても手術をする場所に限定することが多いです。早く社会復帰できるように、できるだけ剃る部分を小さくします。

質問16　手術後の傷跡は目立ったりしないですか？

手術の傷跡は頭髪の中に隠れます。しかし、術直後は頭皮の傷に沿って、線状の脱毛が残ります。脱毛は半年ほどで回復し、最終的に残る脱毛はそれほど目立ちません。しかし、手術した場所や傷の治り方などによっては、脱毛したところや、骨の変形が目立つ場合があります。まれに頭皮のしびれや痛みが残ることもあります。

質問17　傷跡や脱毛を目立たないようにすることはできますか？

傷跡をきれいにしたり目立たなくするための技術は、形成外科の分野です。傷跡の脱毛を目立たなくする方法の一つに、ティッシュエキスパンダーというものを使う方法があります。これは頭皮の下に医療用のシリコン製の袋を入れて、毛の生えている皮膚をこぶのように引き延ばします。そして脱毛部分のみを取り除く方法です。

また骨の変形については、骨の陥没したところに人工の骨を充填する方法があります。

質問18 形成外科医の先生であれば、どの先生でも大丈夫ですか？

形成外科のなかでも専門分野が分かれています。ＡＶＭの手術後の傷跡や骨の変形などについては、頭の整容に詳しい形成外科の先生を選ぶことが重要です。

図㉖

剃毛する場合

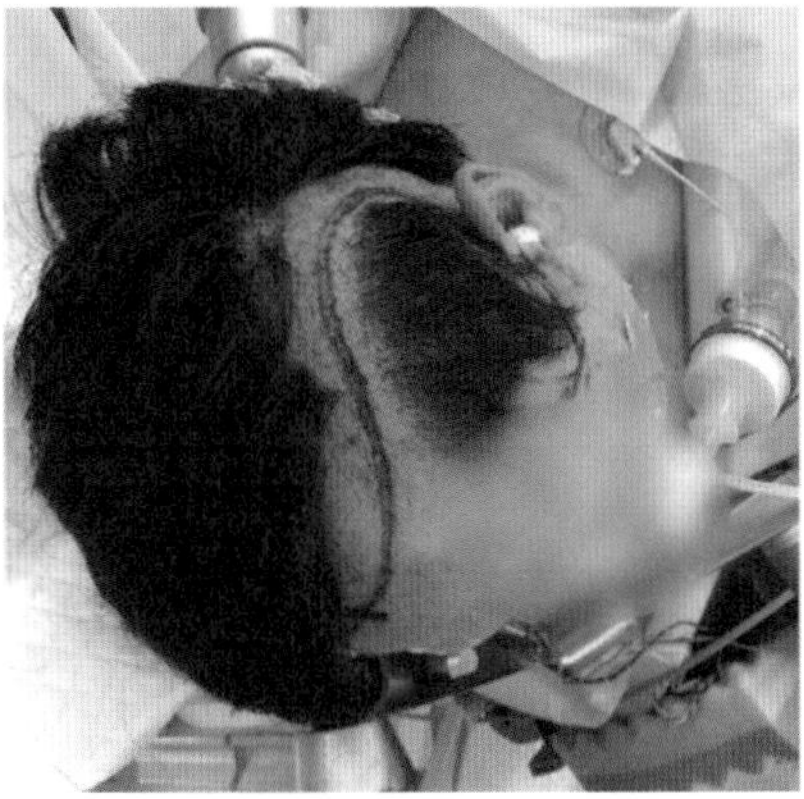

手術後の整容を考え、できるだけ少ない範囲で剃毛を行います。

図㉗

剃毛しない場合

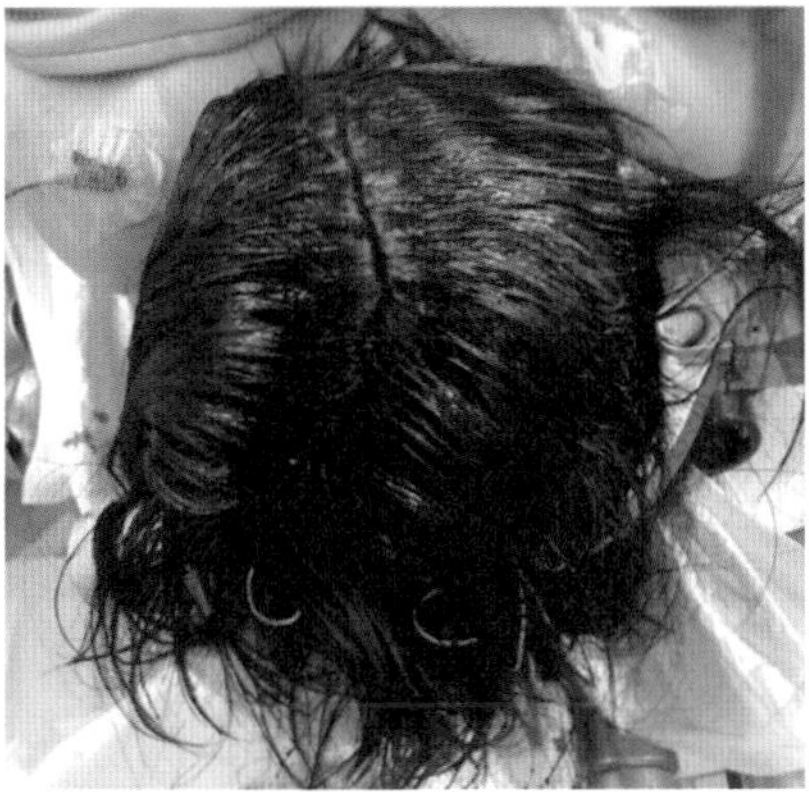

女性の方が、剃毛しないことを希望することがあります。剃毛しないで手術ができる場合は、剃毛しません。

第5章 開頭摘出手術の実際

この章では、AVMの手術の実際について述べます。専門的な内容ですので、難しいと思われるかもしれません。その場合は、一旦次の章から続きを読んでください。

【1】手術室・手術機器について

質問1 手術室の環境を維持するために、どのようなことをしているのですか?

手術室は、手術前後、手術中の感染を予防するため、厳密な空調システムで管理されています。

①換気
最低でも1時間に15回以上の空気の入れ替えを行っています。そのうち3回以上は外気を取り入れています。

②高性能フィルター

手術室の浮遊微生物を取り除くため、高性能のフィルターで空気を清浄化しています。

③空気の流れ

一般的には天井から噴き出した清浄な空気が手術患者さんやスタッフを包み込み、その後手術室の壁にある排気口に吸い込まれます。

④陽圧（ようあつ）

陽圧とは、内部の圧力が外部の圧力より高いことをいいます。手術室内は周囲に比べて2・5Pa（パスカル）高い圧を保つようにしています。これは室外から汚染した空気が入らないようにするためです。

⑤温度・湿度

医師の判断で適切な温度・湿度が確保されます。

図㉘ 陽圧と陰圧について

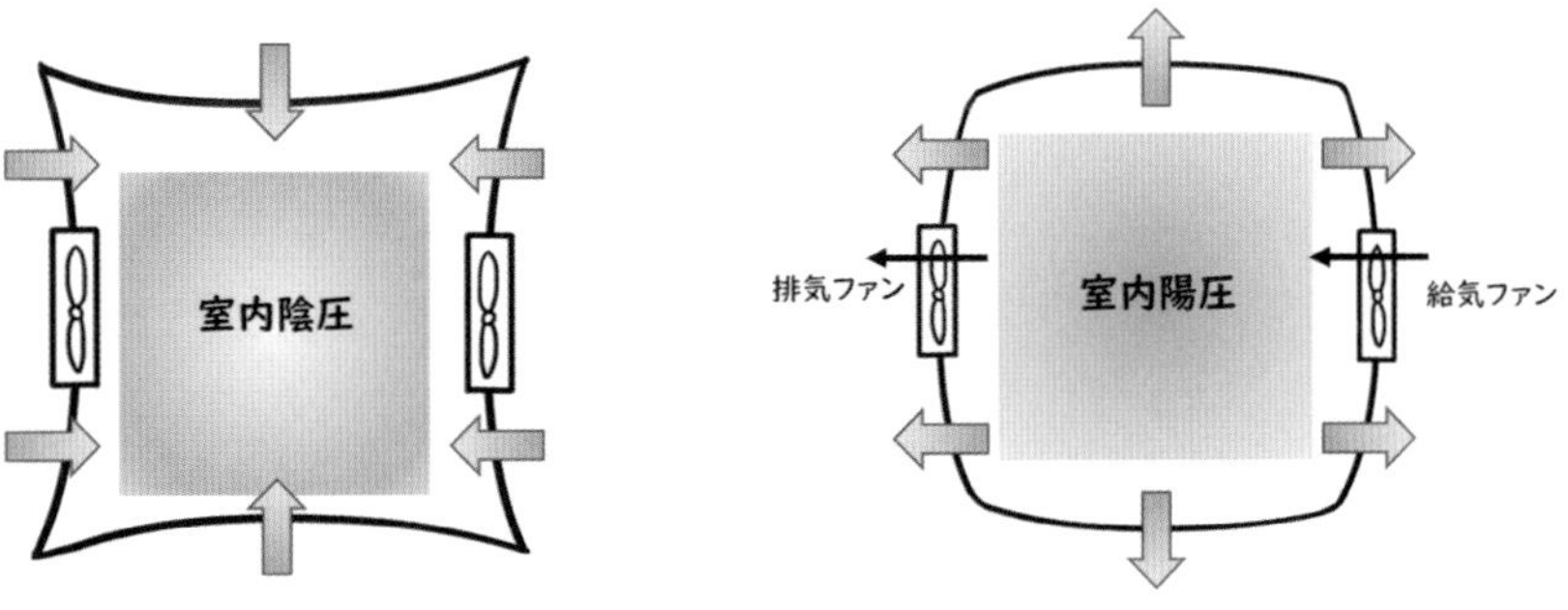

空気には、気圧が高い方から低い方へ流れる特性があります。この特性を利用し、室内の気圧を外気よりも高くすることで、清浄な空気を保つ仕組みが陽圧です。
室外への排気量よりも室内への空気供給量を多くすることで陽圧となります。

室内の気圧を外気よりも低くするのが陰圧です。
室外への排気量よりも室内への空気供給量を少なくすることで陰圧となります。
感染症の患者さんを隔離する場合など、室内の空気を外へ逃がさないようにする目的で陰圧が使われます。

質問2
手術中の執刀医はどのような体勢で手術をするのですか？

図㉙

医師の体勢

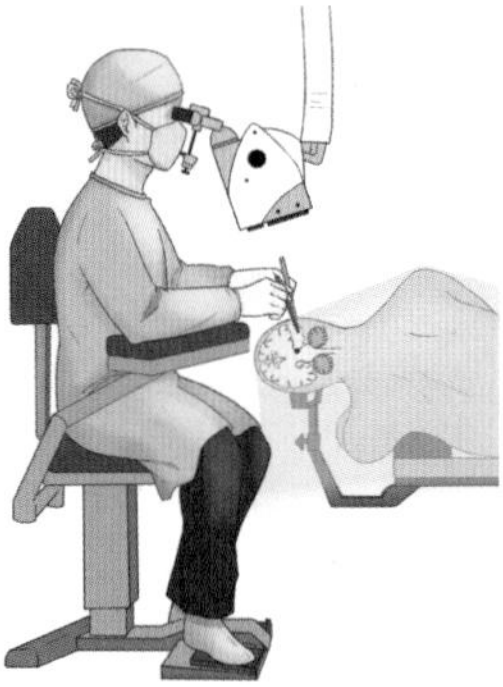

手術用の椅子は、長時間の手術でも執刀医の疲労をできるだけ少なくするよう設計されています。腕が疲れないようにアームレスト（肘置き）があります。また、フットペダルで手術顕微鏡やバイポーラを調整したり使用したりします。

質問3
スタッフの配置はどのようなものですか？

図㉚

手術スタッフの配置

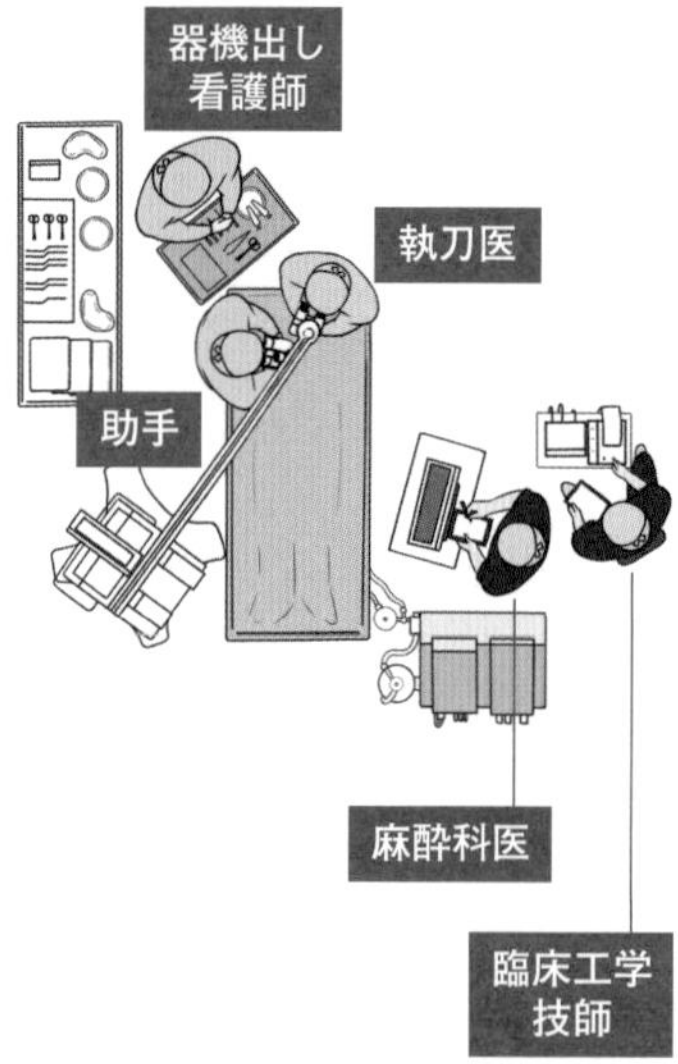

質問4 AVMの開頭摘出手術で使用する機器について教えてください。

AVMの手術では、次のような機器を使います（一例です）。

①マイクロスコープ（手術顕微鏡）

主に開頭手術で使います。脳動脈瘤のクリッピング手術や、脳腫瘍の摘出手術などで使用します。

②バイポーラ

先端がピンセット状になっていて一方の先端からもう一方の先端に電流が流れます。先端で組織・血管をつまんで、電気凝固することで止血を行います。

③ドップラー血流計

測定部分を血管の上に当てて、血管の中に血液が流れているかどうかを調べます。

④メイフィールド頭部固定装置

頭部を固定するための器械です。３点で頭蓋骨を固定します。

⑤ドリル

頭蓋骨に穴を開けるときに使います。通常は、電動式のものを使います。

⑥神経刺激モニター

脳神経を手術中に損傷しないようにするために使用します。電気刺激した部位の近くに神経があるかどうか、確かめます。

⑦ナビゲーションシステム

ＣＴやＭＲＩのデータを取り込み、手術中に操作している部位を正確に表示します。小さいＡＶＭで術中に同定に困る場合や、ナイダスが脳表から見えない場合にナビゲーションをセットアップしておくと、病変に到達するのに便利です。

⑧ＩＣＧアンギオグラフィー（術中ＩＣＧビデオ脳血管撮影）

インドシアニングリーン（ＩＣＧ）は、肝臓の検査に使用されている蛍光色素です。ＩＣＧを静脈注射した後行う術中蛍光血管造影のことです。近赤外線の蛍光を白黒のビデオ信号に変換し可視化することで簡便に血管撮影を行うことができます。明るいほど血流が強いことを示します。

この撮影は手術顕微鏡で行うことが可能なので、ナイダスと正常脳の境界、流入動脈を遮断後の血流変化の可視化、術野の血管が動脈か静脈か、あるいは正常血管かＡＶＭに関与する異常な血管かの鑑別、ナイダスの取り残しがないか、正常血管が温存されているかどうか、などを術中にリアルタイムに確認できます。欠点として、脳表の見える範囲での血管の血流は確認できますが、脳内に隠れた血管は分かりません。脳に隠れた血管を評価するためには、通常のカテーテルを用いた脳血管撮影を行います。

⑨電気生理学的モニタリング

最近は脳血管撮影、ＣＴ、ＭＲＩ、エコー、ＩＣＧアンギオグラフィー、術中ニューロナビゲーションシステムなどの術中画像支援に加えて、術中電気生理学的モニタリングの普及により、ＡＶＭの手術成績は向上しています。術中モニタリングとは、手術により傷害される可能性がある脳機能や脳神経機能を術中に監視する手術支援システムのことです。手術操作で機能障害の可能性が生じると直ちに警告を出し、術後の後遺症を回避することができます。術中モニタリングが可能な脳機能は、運動、感覚、聴覚、視覚などがあります。運動誘発電位モニタリングを導入することにより、術後の麻痺の出現率は明らかに低下します。ＭＥＰ（motor evoked potential）と呼ばれます。誘発電位とは、刺激によって引き起こされて、刺激と時間的に関連した一過性の電位変動をいいます。脳、脊髄、感覚受容器（目、耳）、上下肢などの末梢神経を刺激し、離れた部位（脳、脊髄、末梢神経、筋肉など）に誘発された電位（波形）を記録します。感覚のモニタリングはＳＥＰ（somatosensory evoked potential：体性感覚誘発電位）、聴覚はＡＢＲ（auditory brainstem response：聴性脳幹反応）、視覚はＶＥＰ（visual evoked potential：視覚誘発電位）といいます。

他にも様々な機器・器具を使います。

図 ㉛

**マイクロセット
（顕微鏡下で使用する器具）**

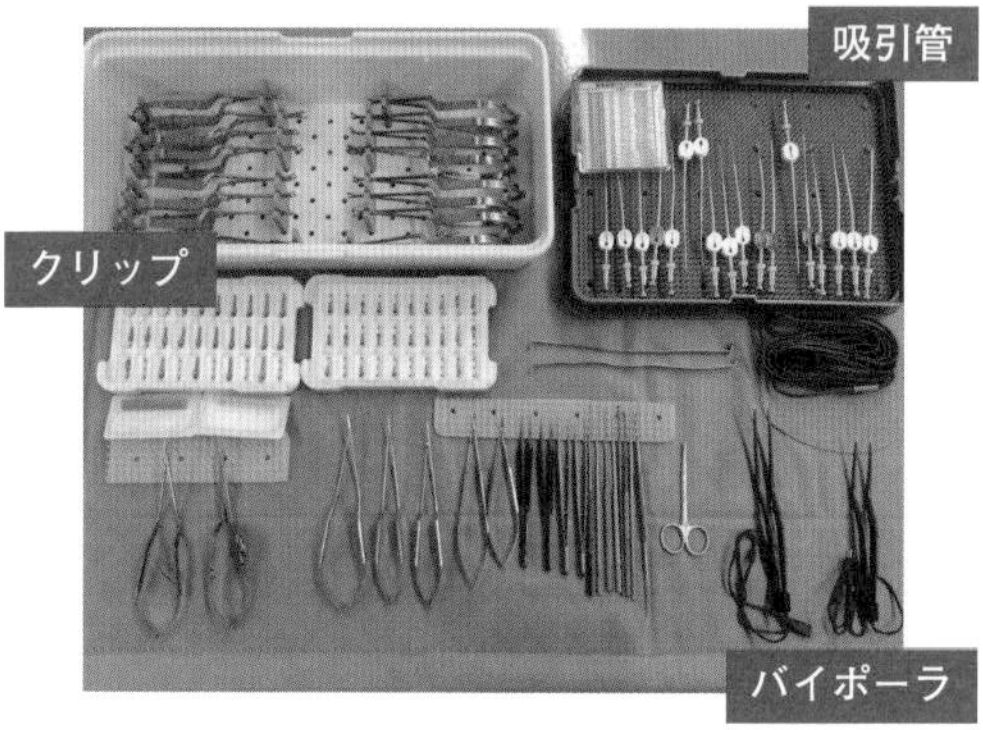

図 ㉜

頭部固定装置

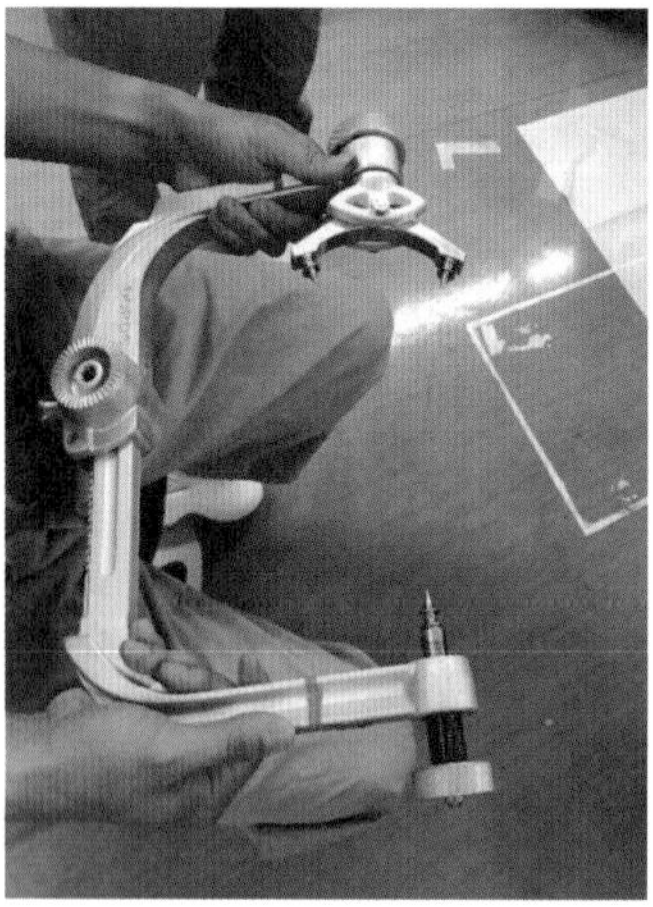

手術中に頭部が動かないように、
3点で頭蓋骨を固定します。全身
麻酔をかけた後に使用します。

図㉝

手術顕微鏡

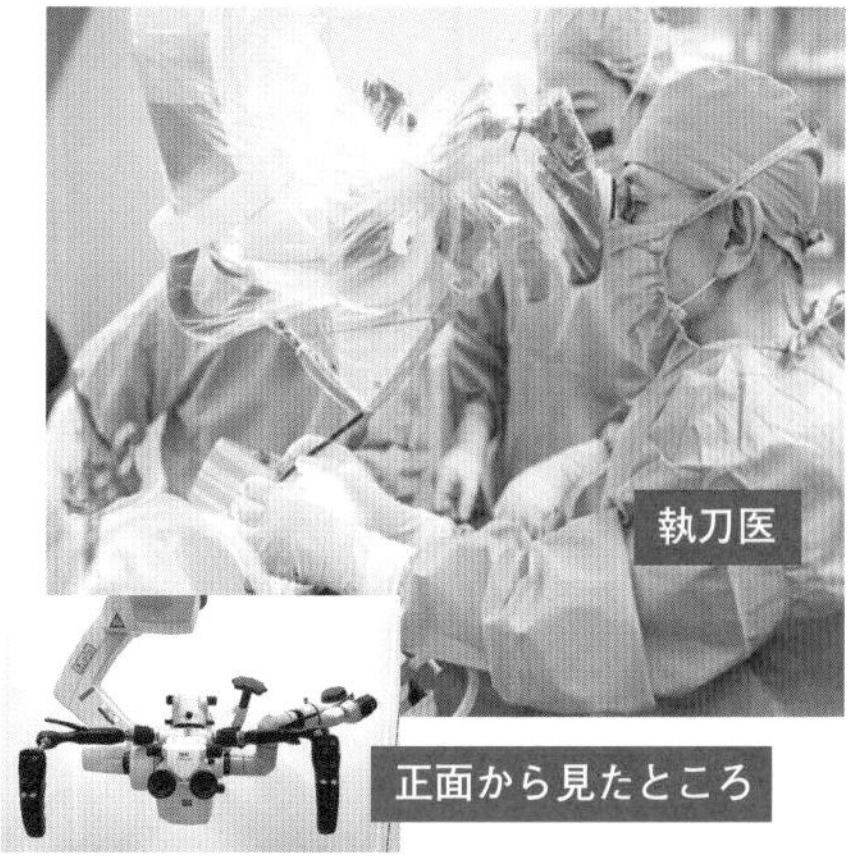

頭を開いて行う手術では、手術専用の顕微鏡を使います。この手術顕微鏡を使うことで、脳の中にあるAVMを安全に摘出することができます。

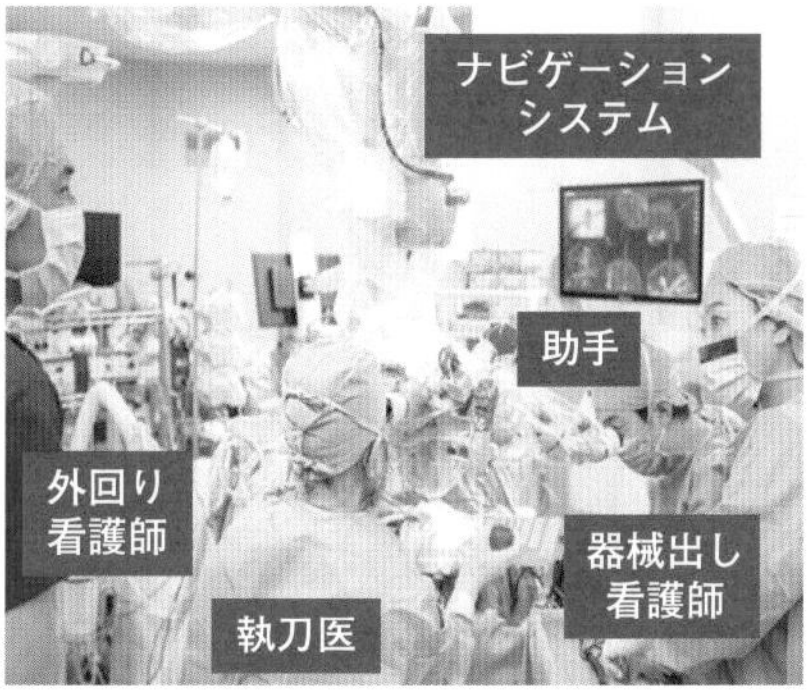

この写真では執刀医の正面にナビゲーションシステムのモニターがあります。常に脳の部位を把握しながら手術を行うことができます。
執刀医と助手の医師は手術顕微鏡で術野を見ています。

図㉞

患者さん保護のためのクッションの準備

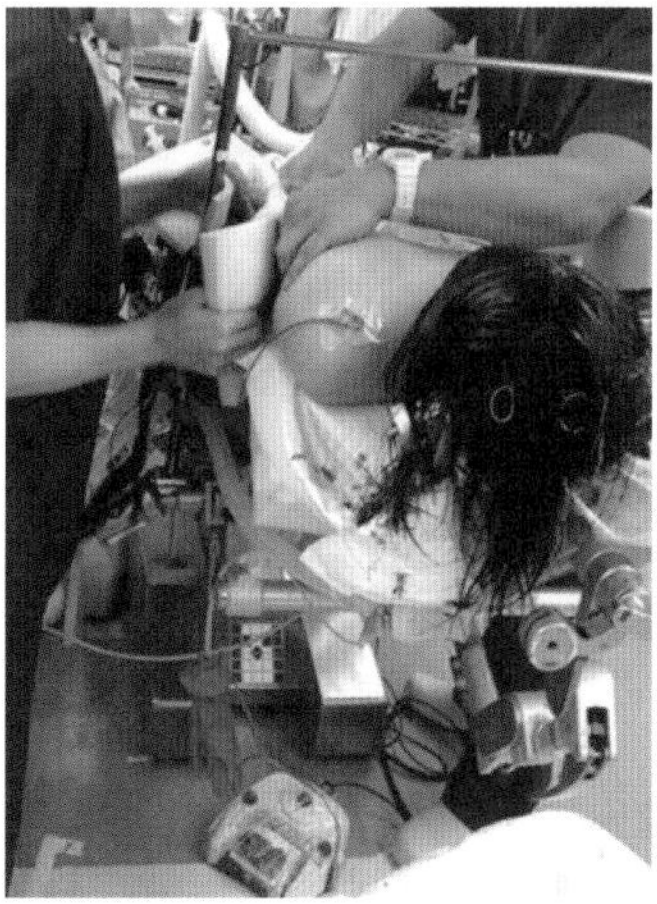

手術室看護師は、患者さんがベッドに横になった際に体にかかる圧力を計算の上、特別なクッション・マットレスを設置します。褥瘡対策に万全を期しています。

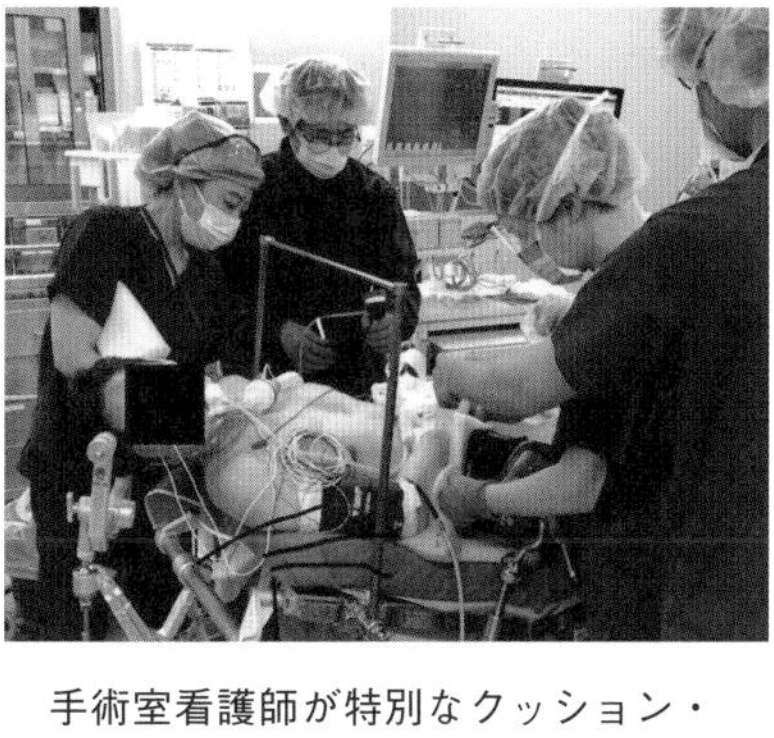

手術室看護師が特別なクッション・マットレスをセットして、褥瘡対策を行っています。

図 ㉟

手術用ナビゲーションシステム

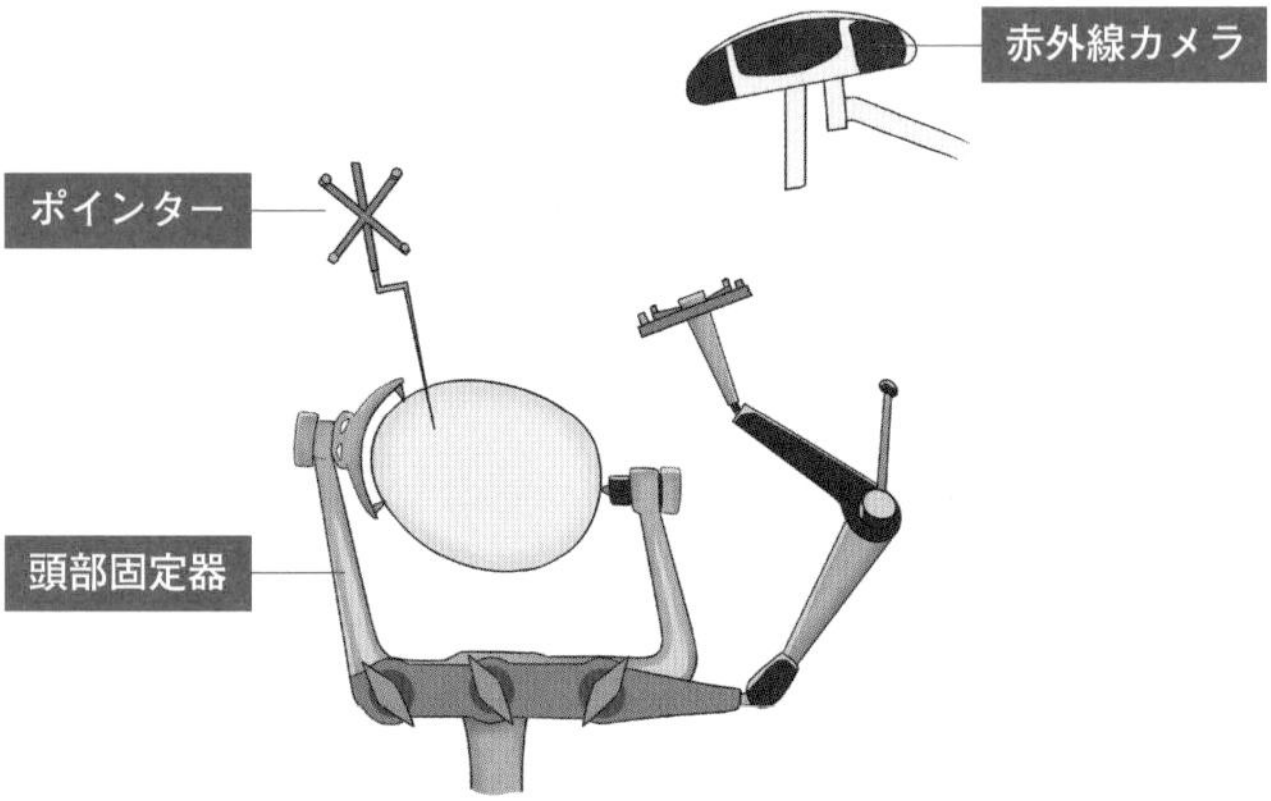

安全で確実な手術を行うために、自動車のナビゲーションのように、現在の位置を知ることができる手術用ナビゲーションシステムが導入されています。

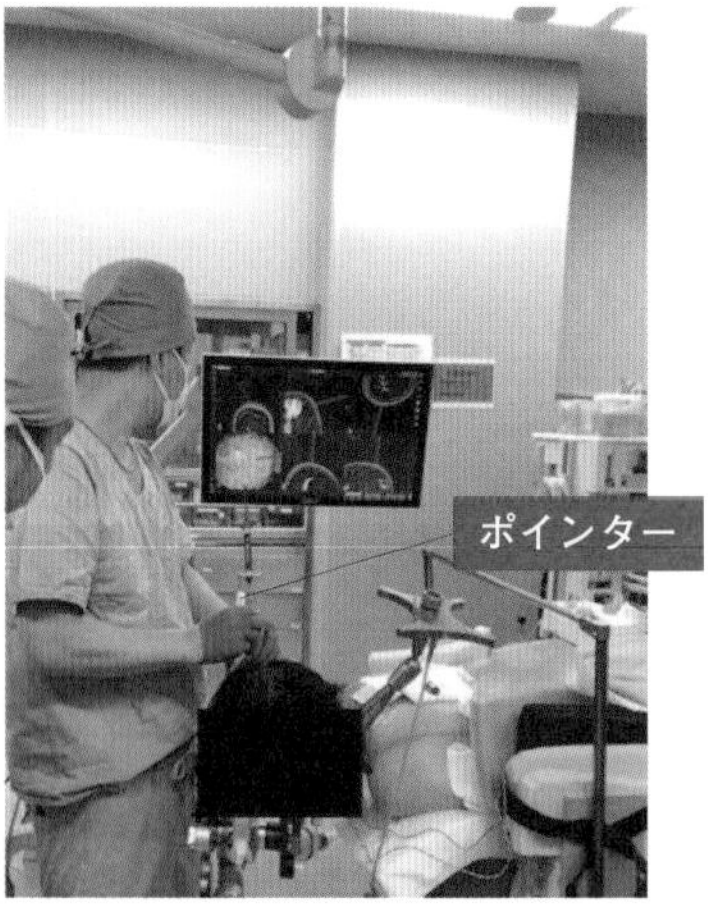

ポインターを使用して位置合わせを行っているところです。

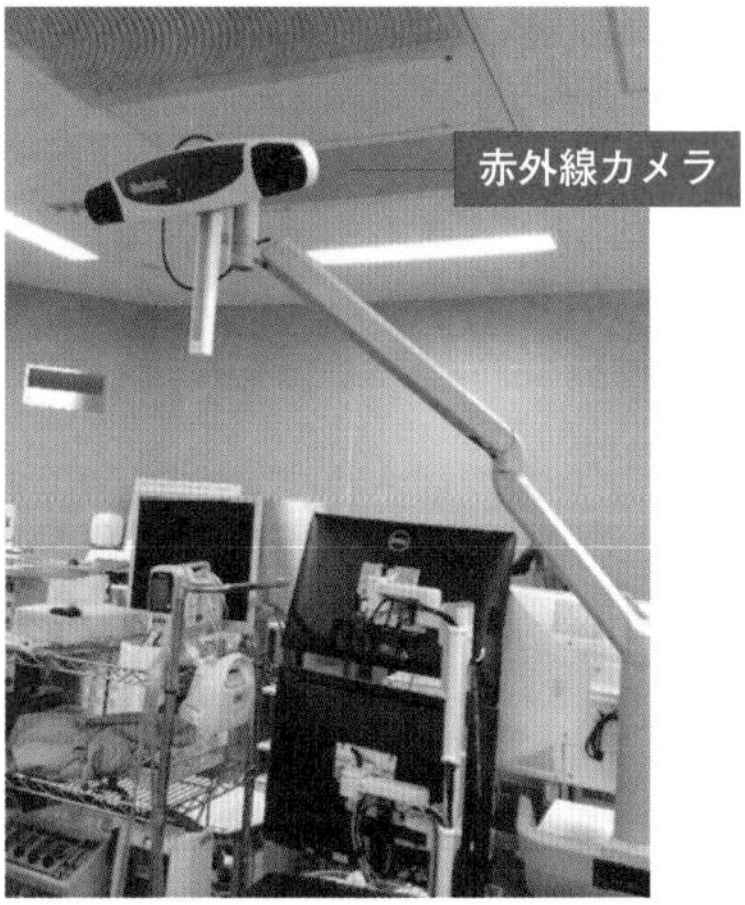

赤外線カメラ（光学式）

図 ㊱

ICG（インドシアニングリーン）による血流の確認

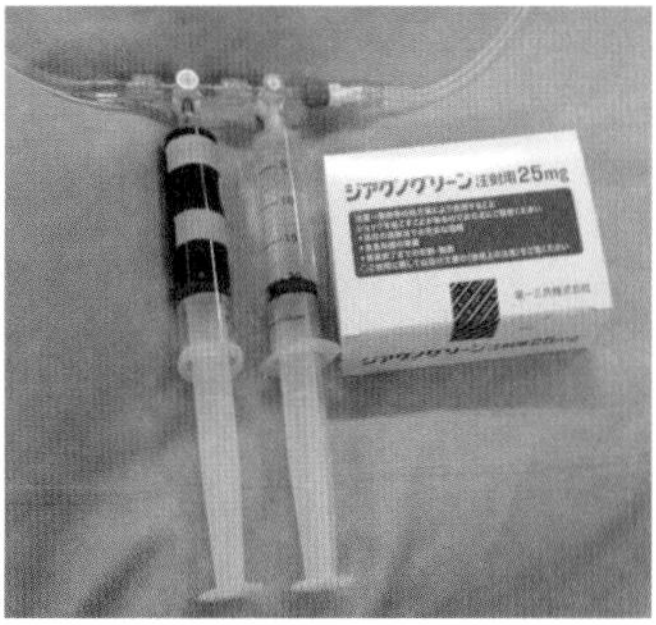

ICG（インドシアニングリーン）は、もともとは肝臓の検査に使用されている安全な蛍光色素です。静脈に注射した後に近赤外線を当てることで、簡便に血管撮影を行うことができます。また動脈と静脈を色分けして表示することも可能です。

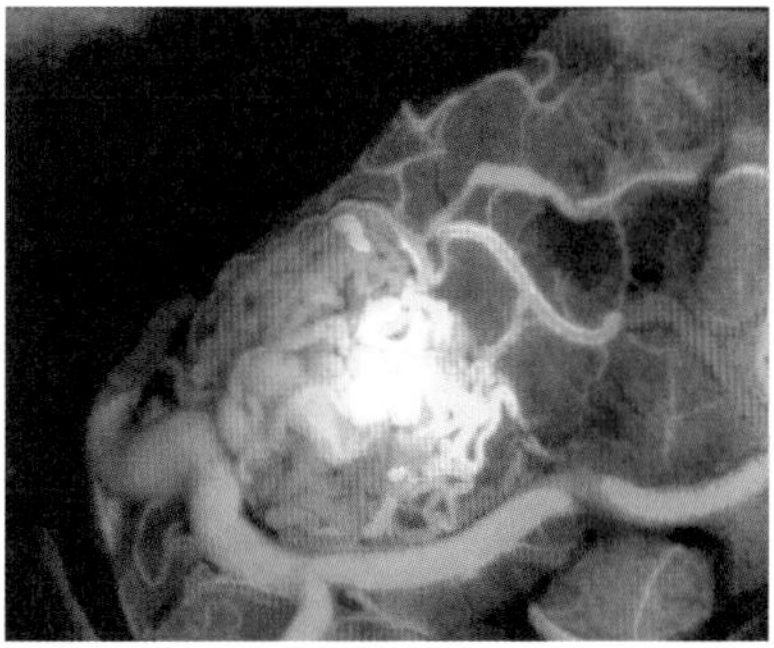

ICGを注入した後の脳のモニター画像です。赤いところが動脈で、緑や青色が静脈です。中央の塊がナイダスです。AVMの手術では、流入動脈、流出静脈の位置の確認に使用されます。

【2】AVM摘出手術の手順

脳神経外科分野の発展によって、脳血管内治療やガンマナイフ治療が多くなされています。

しかし、今日でも、開頭摘出手術によってＡＶＭを完全に摘出することが最も良い治療法であることは間違いありません。

ＡＶＭの摘出手術は「言うは易く行うは難し」と言われます。

しかし、摘出術の基本をきちんと守っていれば、手術のときに予想外の出血が起こったり、脳が腫れたりすることなく、ＡＶＭを安全に全て摘出することができるのです。

質問5　ＡＶＭの摘出手術はどのような手順でなされるのですか？

大まかな流れは、多くの医師の間で意見が一致しています。

まず、開頭した後、ＡＶＭに血液を流し込んでいる動脈（流入動脈）を遮断します。次に、ナイダスの周囲を剥離し、正常脳と切り離します。そして最後にＡＶＭから血液が流れ出ていく血管（流出静脈）を切断し、一塊として摘出します。

ナイダスを全て剥離するまで、流出静脈は、切らずにそのままにしておきます。これがＡＶＭの摘出術の鉄則です。

質問6　ＡＶＭの手術の手順は必ず守らなければならないのですか？

急を要する事態が発生することもあるため、手順を完了しないまま次の手順に進まなければならない場合もあります。

質問7　手術時間は、短い方が良いのですか？

手術時間は、短くてすむなら短いほど良いといえます。手術の後半になると、出血しやすく、ナイダスが硬くなって、取り出すのが難しくなります。

理由は、時間が経つと、多くの血液が流れ込んでナイダスが膨らみ、ナイダスの圧力が高くなってしまうからです。

手術のはじめに、流入動脈を遮断します。入り口の血管を閉めても、出口である流出静脈は開けたままです。ナイダスの中の血液はどんどん減っていきますから、ナイダスの中の圧力が下がっていきます。

このままナイダスの中の圧力が下がったままであれば良いのですが、脳の持っている働きによって、時間が経過すると、遮断した血管とは違う新しい血管（これを「側副血行」と呼びます）ができ上がってしまうことがあるのです。この新しい血管からナイダスに血液が流れ込みます。

これとは別に、隠れた流入動脈がある場合、一旦ナイダスの血液が減ってナイダスの圧力が弱まると、大量の血液がその隠れた血管を通って流れ込むことがあります。また、出口である流出静脈の一部を間違って先に閉じてしまった場合も、出口が塞がれるわけですから、ナイダスの圧力を高めることにつながります。

このように、手術時間が長くなればなるほど、側副血行ができてしまったり、隠れた流入動脈から大量の血液が入ってしまったりして、ナイダスを取り出すのが難しくなります。周到な計画と、手際の良い技術によって、手術時間を短くすることが重要です。

質問8 手術前に、どのような準備をするのですか？

血管内塞栓術の技術が向上してきたため、ＡＶＭの開頭摘出手術で大量に出血する危険は減少してきています。しかし、予測できない出血が起こることがありますから、それに備えて、輸血の準備をします。

他人の血液を輸血すると、アレルギーなどの症状が起こる場合があります。そのため、過去にアレルギーを起こしたことのある患者さんや、患者さんの希望で自己の血液を手術の前に準備する、「自己血輸血」を行う場合があります。通常は手術の2~3週間前から、約800㎖の血液をあらかじめ採血して溜めておきます。

質問9 手術のときは、体はどのような体勢にするのですか?

次のポイントを考えながら、体勢を決めます。

①首の静脈が圧迫されないようにします。手術台で上半身部分を30度上げて、頭部が心臓から高い位置になるようにします。首の静脈に血液が正常に還流していて、頭の中の圧(脳圧または頭蓋内圧)が上がらない状態にします。

②手術中に、重力を利用できる体位・頭位にします。これは、重力を使うことで、できるだけ脳ベラ(脳を牽引するための手術用のヘラ)を使わないでナイダスを剥離したり、脳を開いたりするためです。脳にできるだけダメージを与えないように注意します。重力を使う利点として、広い術野を確保できること、出血量が少なくなること、手術時間が短くなること、術後の脳浮腫が減少すること、が挙げられます。

③執刀医が手術しやすい楽な姿勢がとれて、両手を自由に動かすことができるようにします。

④アプローチの角度が、手術する部分に対してできるだけ垂直であること。そして、執刀医が、術野に対して正対できるようにします。ただし、状況によっては、違う配置が良いこともあります。

⑤長時間の手術でも患者さんに褥瘡（床ずれ）が発生しないよう、クッション・マットレスなどを使用します。

質問10　開頭するときには、どのようなことに注意するのですか？

適切に開頭することで手術を安全で確実に進めることができます。開頭は、大き過ぎてもいけませんし、小さ過ぎても手術がしにくくなります。

ＡＶＭがあると予想した場所で開頭したとき、そこにある血管が、流入動脈なのか、それとも流出静脈なのか、分からないことがあります。

適切に開頭しておけば、その血管をたどっていって、それが動脈につながるか静脈につながるかで区別できるのです。

また、開頭の際に頭蓋骨が硬膜や脳の表面の血管とゆ着していることがあります。気付かないまま外すと血管を破ってしまい、大量に出血することがあり注意が必要です。

頭蓋骨が硬膜や血管とゆ着しているときは、先にゆ着していない部分を開頭していきます。最後に、ゆ着している部分を丁寧にはがしていきます。

骨や硬膜を切り開いていき、ナイダスの全貌、流入動脈、流出静脈を露出していきます。脳の表面の血管は、脳のしわ（脳溝）に隠れたり、脳溝から出てきたりしますので、注意します。

質問11 ナイダスは脳の表面に出ているのですか？ 隠れていることもありますか？

脳の硬膜を切り開いて表面が見えるようにしても、ナイダスが脳の中に隠れていることがあります。まずナイダスの場所を同定することが重要ですので、ナイダスがあると思われる場所の脳溝を開いて、ナイダスを確認します。脳を開いていくときには、重力を使えるときは重力を使います。脳の自重で脳を展開する方が脳べラで牽引するより脳に愛護的です。

質問12 流入動脈は、どのように遮断していくのですか？

ナイダスを剥離する前に、流出静脈はそのまま残しておいて、先に流入動脈を遮断していきます。

脳の表面にある血管から遮断していき、脳溝に埋もれている場合は、脳溝を開いて、処理していきます。

ＡＶＭによっては、術野の反対側（深部）からナイダスに入り込む流入動脈がある場合があります。このような血管は遮断することが困難です。可能なら手術の前に血管内塞栓術で閉塞しておくのが良いです。

質問13 流入動脈は、どこで遮断すれば良いのですか？

流入動脈をどの地点で遮断すれば良いのか、流入動脈遮断の至適点は分かっていません。

経験に基づいた目安としては、大きさが２～３㎝以上のナイダスに入っていく終結型の流入動脈であれば、流入動脈がナイダスに入る点から少なくとも１～２㎝以上中枢側に離したところで遮断するのが良いです。

経験的に術後の合併症は、１～２㎝中枢側の遮断によるナイダス周囲の虚血よりも、ナイダス直近の遮断によるナイダス周囲組織からの出血や正常灌流圧突破現象に基づくものが高率かつ重大に発生しやすいです。中枢側に１～２㎝離した遮断が、術中術後の出血の頻度や量が少ないようです。

質問14 流入動脈を全て遮断することができたかどうか、どのように判断するのですか？

流入動脈を全て遮断することができたかどうかを知るために、手術中に血管造影検査が行われることが多いです。

全て、あるいは大半の流入動脈が遮断できている状態で、ナイダスから血液が出ていく流出静脈が温存されていれば、ナイダスは目で見ても分かるくらい縮小し、色調が変化します。

例えるなら、お湯が満タンのお風呂に入っているときに、お湯の出てくる蛇口を閉めて、お風呂の栓を開けた状態です。血液の流れてくる入り口（流入動脈）を閉めて、出口（流出静脈）だけ開けているわけですから、血液はナイダスからどんどん出ていくわけです。ナイダスの色も、赤色から青色に変わっていきます。もともと大きいＡＶＭであればあるほど、縮小しているのが明らかに分かります。

主な流入動脈を全て遮断した、あるいはほとんど遮断したと考えているのに、ナイダスが思っているほど小さくならないのなら、それは、ナイダスへの血液の流れがまだ十分に遮断できていないということです。考えられるのは、まだ遮断できていない流入動脈があるか、それとも流入動脈を塞ぐ力が不十分で、まだ血液が流れているという可能性です。つまりお湯の出てくる蛇口が完全に閉まり切っていない状態か、または、お風呂には実は別の蛇口があって、そこからお湯が流れてきている状態です。

脳血管造影で調べると、血液の出口である流出静脈の横にまだ流入動脈が残っていることがあります。塞ぐ力が不十分な場合は、さらに閉鎖圧が強いクリップで遮断します。

質問15 流入動脈を遮断することができたら、次は何をするのですか？

流入動脈を全て遮断した後は、脳を開いていきナイダス全体が見えるようにしていく場合と、先に主要な流出静脈を見えるようにする場合があります。先に流出静脈を剥離し見えるようにすることで、ナイダスを動かすことができるようになり、ナイダスを脳から剥離しやすくなります。

大きいＡＶＭの場合、主要な流出静脈のそばに細い流入動脈が隠れていることがあります。先に流出静脈を剥離すると、この隠れた流入動脈を発見して遮断しやすくなります。

質問16　ナイダスは、どのように剥離していくのですか？

まず、主要な流入動脈がナイダスに入っていく付近から剥離していきます。または、執刀医からみて手前の部分から開始し、時計回り、または反時計回りに剥離していきます。

剥離中は、開頭手術の前に行った血管内塞栓術で血管を塞栓した塞栓物質が目印となります。この目印は、ナイダスと脳の境界線や、流入動脈、流出静脈、脳の重要な部分などを区別するときに有効です。

手術で使う器具ですが、一例を挙げれば、左手に吸引管、右手にヘラ、ハサミ、バイポーラを持つことが多いです。各種のクリップも用意しておきます。72ページ図㉙を参照してください。

ＡＶＭを剥離する際は、常にナイダスの外側から内側に剥離すること、ナイダスのある方に向けて剥離するべきである、とされています。

しかし、ナイダスから外側に向けて剥離する方が適切に処理しやすいことも少なくありません。ナイダスを剥離していくときには、ナイダスに出入りする血管やナイダスの近くにある様々な血管が見つかりますが、それらをできるだけ出血させないように処理していきます。

太い流出静脈がナイダスの周りを取り巻くように走っていたりすることがあります。そのような場合は、流出静脈とその周りの脳の表面の間のくも膜を切り、流出静脈を動かせるようにします。この作業を流出静脈が完全にナイダスから外れていくまで行います。

流出静脈を完全に剥離して移動すると、もともと流出静脈があったところに脳溝があり、その脳溝を開くことによってナイダスの一部を見えるようにでき、脳溝の中に隠れた流入動脈が見つかることもあります。

ナイダスと脳の間の境界線がはっきりしないときに、誤ってナイダスに切り込んでしまうと、止血困難になってしまうことがあります。ナイダスの周りの脳が重要な機能を持っていないのなら、ナイダスに少量の脳組織を付けた状態で剥離していきます。

出血してしまい、止血が難しい場合には、ナイダスを傷つけたのか、もしくは遮断していない流入動脈があるからなのか、を即座に判断して対応する必要があります。

ナイダスを傷つけたのならすぐにナイダスから離れ、出血しているところにサージセルという止血剤を当てて軽く圧迫します。数分か、または一定の時間をおくと止血されていることが多いです。ナイダスからの出血の場合、バイポーラを使うとかえって出血が激しくなることが多いです。術野を挙上して脳圧を下げ、また血圧も下げます。

もし遮断していない流入動脈が原因であれば、ナイダスのすぐ外側の脳の表面または脳溝の中に、流入動脈が隠れていることが多いです。これはクリップを使用して遮断します。

ナイダスの周囲を剥離していくときに、流入動脈は遮断しますが、正常脳組織に血液を送っている血管は温存します。また、主要な流出静脈は温存しますし、ほかにも流出静脈があればできるだけ温存してナイダスを剥離していきます。剥離したナイダスを移動させるときに、一部の流出静脈を切断せざるを得ないときもありますが、主要な流出静脈は必ず温存します。

ナイダスから出ている流出静脈には、見た目は太くて主要な流出静脈に見えたとしても、実はそうではないという場合があります。外見では細くても、主要な流出静脈である場合もあります。手術前の脳血管造影検査で、流出静脈と正常な脳の静脈との関係を検討して、本当の流出静脈を把握しておくことが重要です。

ナイダスが脳の表面に出てきている場合は、次のようにします。

まず、ナイダスと脳の表面の上にあるくも膜を切っていきます。次に、脳の表面の皮質を切り、ナイダスの側面が見えるようにします。次に、脳の部分には綿花のシートを当てて保護します。術操作で圧力をかける場合は、脳ではなくナイダス側にかけるようにします。

そして、ナイダスの周囲を、時計回りまたは、反時計回りに剥離していきます。剥離できたところは、脳側にサージセルと綿花のシート、ナイダス側にも綿花のシートを敷いていきます。これを置かないと、取り出す際に滲み出すような出血が起こります。

ナイダスの剥離が進んでいくと、剥離面に赤い虫のような血管（赤虫血管と呼びます）が出てくることがあります。数㎜の壁が薄くて怒張した細くて真赤な血管が単独、ときに数本出現します。原因は不明ですが、ナイダスや流出静脈が緊張した脳静脈圧が高い状態に伴ってよく出現します。この血管は脆弱でバイポーラで焼こうとすると破裂して出血します。これは脳動脈瘤の手術で使うクリップを使って閉鎖していきます。

質問17 ナイダスの底の部分の剥離について教えてください。

ナイダスの側面を全て剥離した後は、ナイダスの底の部分が残っています。底の部分を剥離するときには、ナイダスが重力によって落ちていくように頭を傾けてやると、少しの力を加えるだけで剥離しやすくなります。

質問18　流出静脈を遮断し切断するときはどうするのですか?

ナイダスの底の部分を剥離した後は、最後はナイダスが流出静脈1本だけで周りの血管とつながっている状態になります。

ナイダスに血液を流し込む流入動脈が全て遮断されていて、さらにナイダスが脳から完全に剥離できていると、ＡＶＭは縮んで小さくなり、色は黒っぽくなります。この状態になっていれば、主要な流出静脈を遮断し切断することができます。

切る前には、念のため流出静脈を一度遮断して、ナイダスが膨れてこないかどうかを確認します。もし膨れてきたら、それは遮断できていない流入動脈がどこかに隠れているということを意味しますから、探し出して遮断します。

流入動脈を全て遮断することができたら、流出静脈に2本のクリップをかけ遮断し、その中間で流出静脈を切断します。もうナイダスと脳をつないでいるものはありませんので、ナイダスを摘出することができます。

ナイダスの剥離面から出血していないかどうか、残存しているＡＶＭがないかどうか、慎重に確認します。

質問19　ナイダスを摘出してからはどうするのですか?

ナイダスを完全に摘出した後は、それまでやや低くしていた血圧を、ゆるやかに正常な値に戻していきます。

摘出腔から出血していないことを確かめ、さらに10~15分間、手術前の血圧より高くしても、出血してこなければ止血は完全ですので、もう一度血圧を下げます。

閉頭する前に、脳血管造影検査を行い、ＡＶＭが完全に摘出されたことを確かめます。特に、摘出が難しかった場合や、手術が予定時間を大幅に過ぎてしまった場合は、ナイダス摘出後の脳血管造影を必ず行います。まれに、ナイダスが残存していて、見逃せば術後出血の原因となります。

ナイダスに当てていた綿花などを全て取り出します。手術後に出血する可能性がある場合は、血液を排出するためのドレナージチューブを留置します。

質問20 手術の後は、どのような処置をするのですか？

手術後の24～36時間は術後出血のリスクがあり、極めて厳重な管理が必要です。

手術後は、全身麻酔のまま高度治療室（ＨＣＵ）へ入ります。少なくとも24時間は全身の状態をチェックし、血圧が高くなり過ぎたり、低くなり過ぎたりしないように管理します。手術翌日と、24～36時間後のＣＴ検査で術後出血しておらず、脈拍、呼吸、血圧、体温などが正常であれば、ゆるやかに１～２日かけて覚醒させていきます。

手術中に、止血困難であったり、手術時間が長くなったり、手術前の血管内塞栓術を省略した場合、あるいはＡＶＭが残存している可能性を否定できない場合は、全身麻酔管理を延長して厳重に血圧の変動を抑えて、脳圧を下げる管理を行います。脳を保護するためにバルビツレート療法を２～３日追加することもあります。バルビツレート療法は血圧の変動を制御し、血圧が低下した脳組織の保護に有効です。

ＡＶＭの部位によっては、退院した後も１～２年は抗てんかん薬を服用してもらうことがあります。車の運転などを控えてもらう場合もあります。

質問21　破裂したＡＶＭの手術について教えてください。

ＡＶＭが破裂して出血している場合は、患者さんの状態によって対応が違います。

ＣＴを撮影して、くも膜下出血だけの場合や、出血が少量の場合は、血圧の管理と呼吸の安定化を行います。

脳内の血腫が大きかったり、水頭症をきたしている場合、また意識障害の進行や全身状態の増悪、脳腫張が著明な場合などは、緊急の手術を行います。緊急手術では、血腫を除去することで脳圧を下げる処置のみにとどめる場合と、血腫を除去すると同時にＡＶＭを摘出する場合があります。

出血しているナイダスが小さく、場所が脳の表面に近くて摘出しやすい場合は、ナイダスを同時に摘出します。大きなＡＶＭがあってそれを緊急で摘出する場合には、リスクが高いため急性期には血腫除去のみにとどめることが多いです。

大きな血腫を合併している場合は、まず、手術前に撮影された脳の画像や、実際に脳を開いた術野に見える血管、そして術前および術中の脳血管造影とＩＣＧアンギオグラフィーなどの情報を基にして、どの流入動脈を遮断するのか、どの流出静脈を温存するのか、そしてＡＶＭとは関係のない正常な血管はどれなのか、認識するように努めます。

出血したら遮断するのが難しそうな流入動脈が脳の深部にある場合は、その動脈を分岐する中枢側の動脈を確保して、いつでもそれを遮断できるようにしておきます。

流入動脈を遮断した後は、ＩＣＧアンギオグラフィーなどを使用して血流が減弱したことを確認してから、血腫を取り除きます。

血腫のある部分へどのように進んでいくのかについては、脳が重要な機能を持っている部分を避けて、かつナイダスに切り込まないように、血腫のみを取り除くことができるかを基準に決定します。

通常はナイダスから最も離れたところから血腫の除去を始めます。

血腫を水で洗いながら取り除いていきます。血腫が硬いところは超音波吸引装置を使って取り除いていきます。

血腫を取り除いた後はナイダスの処置に移ります。ナイダスの近くで流入動脈を遮断し、ナイダスを剥離してから、流出静脈を切断して、ナイダスを摘出します。

ＡＶＭの場合は、血腫を合併した脳動脈瘤破裂のように手術後のけいれんが問題になることはあまりないので、血腫を全部除去する必要はありません。

ナイダスが小さいときは、脳の中に埋没していて見つけにくいことがあります。ナイダスがあると思われる部分の脳の表面にある流出静脈を逆行性に追っていくと見つけやすいです。

ナイダスが脳の深部にある場合は、ナイダスがどこにあるのかを判断するために、血腫が大きな手掛かりになります。血腫を取り除くことでＡＶＭがどこにあるのかを知ることができますし、脳圧を下げることができます。また、血腫がナイダスの周りにあるのなら、血腫を取ることで同時にナイダスが剥離できることになり、手術が非常にやりやすくなります。合併した動脈瘤などでなくナイダスから出血したのなら、脳の表面から血腫を追うように取り除いていくと通常は容易にナイダスにたどり着きます。

質問22　破裂したAVMが大きい場合など、何回かに分けて手術をすることはありますか？

大きなAVMの場合は、手術を2回またはそれ以上に分けて行うことがあります。メリットとしては、次の点を挙げることができます。

①血液の流れが多いAVMを1回で摘出した場合、血流が急激に変わることで突然脳が腫れてきたり出血したりする場合があります。回数を分けることでその予防ができます。

②2回目以降の手術では、血流が落ちたことで出血のコントロールが容易になります。

③1回目の手術後、脳血管造影で残存している流入動脈、ナイダス、流出静脈が分かりやすくなっています。さらに、2回目までに時間的な余裕をもって、最も良い手術の方法を考え出すことができます。

④脳に与えるダメージを減らすことができます。ナイダスの周りの脳の組織に与えるダメージが分散されることが期待できます。

デメリットとして、2回目以降の新たな手術による心理的、肉体的な苦痛が大きいことが挙げられます。可能であれば1回の手術でＡＶＭを全て取り出してしまう方が良いです。なお、2回目の手術は、通常は1回目の手術から4～8週間後に行われます。

2期手術を行う場合は、初回の手術で流出静脈を温存しなければなりません。また、初回の手術のときに、主要な流出静脈が確保できていることや、流出静脈圧が適切に低下させられていること（例えば、ナイダスが膨大していないこと、流出静脈が膨張して鮮やかな赤色になっていないこと）が必要です。

第6章　血管内治療

質問1　血管内治療とはどのような治療法なのですか？

足の付け根の動脈（大腿動脈）などから非常に細い管（カテーテル）を挿入してＡＶＭの流入動脈まで誘導し、プラチナコイルまたは液体塞栓物質で、流入動脈を閉塞させる治療法です。血管内塞栓術と呼ばれます。体への負担はかなり少なくて済みます。

質問2　血管内塞栓術だけでＡＶＭが完治するのですか？

ＡＶＭが小さい場合は、血管内塞栓術だけでＡＶＭが完治することもあります。血管内塞栓術のみで完治が見込める条件としてサイズが小さいこと、局在が機能的に重要な場所でないこと、流入動脈の本数が少ないこと、流入動脈が単一血管領域のみであること、などが挙げられます。

しかし、ほとんどの場合は、開頭摘出手術やガンマナイフ治療と組み合わせて血管内塞栓術が実施されます。

質問3 血管内塞栓術は、開頭摘出手術やガンマナイフ治療とどのように組み合わせるのですか？

血管内塞栓術を行ってナイダスへの血流を減らすと、ナイダスのサイズを小さくすることができます。事前に小さくすることによって、その後に行う開頭摘出手術やガンマナイフ治療の安全性や成功率がとても高くなります。開頭手術の前に流入動脈がある程度閉塞できナイダスの血流が減っていれば、手術時間を短縮できます。手術時の出血量も減らすことができます。手術前にＡＶＭに合併している動脈瘤の治療を血管内治療で先行することも多いです。

またガンマナイフ治療の前にナイダスが小さくなっていれば、ガンマナイフ照射後にＡＶＭが完全に閉塞する確率が高くなります。

質問4 血管内治療の最大の強みは、何ですか？

開頭摘出手術では頭の外側からナイダスに近づいていきます。そのため、ナイダスの深部に流入動脈がある場合、手術の初めの段階でその動脈を遮断することは非常に難しいのです。

しかし血管内塞栓術では、頭の内側からナイダスにアプローチするため、ナイダスの深部にある流入動脈でも問題なく閉塞することができます。開頭手術では到達するのが難しい深部にある流入動脈を先に閉塞しておけば、手術の難易度を下げることができるのです。これが血管内治療の最大の強みです。

質問5　血管内治療の手順について教えてください。

①全身麻酔を行います。

②大腿動脈などから、直径2㎜の管（ガイディングカテーテル）を入れていきます。この管を、頸部の血管まで誘導していきます。

③次にカテーテルよりさらに細い管（マイクロカテーテル）をガイディングカテーテルの中に通していきます。

④マイクロカテーテルを脳の血管に誘導していきます。マイクロカテーテルの先端が、AVMの流入動脈に到達したら、そこから血管を閉塞する塞栓物質を充填していきます。この作業を繰り返して、流入動脈を順番に閉塞していきます。

質問6　血管を閉塞するための塞栓物質は、どのようなものですか？

塞栓物質には、液体のものと固形のものがあります。

AVMの治療では、「オニキス」と呼ばれる液体塞栓物質が主に使われます。マイクロカテーテルから流入動脈に注入されたオニキスは、ナイダスで固まります。固まったオニキスが栓になって、血管を塞ぎ、血液の流れを止めます。

質問7 血管内塞栓術を何回も行う必要があるのはなぜですか？

ナイダスに血液を送る流入動脈は、通常何本もあります。

一度に全ての血管を塞いでしまうと、それまでＡＶＭに流れていた大量の血液が、周辺の正常な血管や組織に流れ込んでしまいます。

すると、大量の血液の圧力に耐えきれず血管が破裂してしまったり、周囲の脳組織が急激に膨れ上がったりする（正常灌流圧突破現象）可能性があります。

これは極めて危険な事態です。これを予防するために、数回に分けて少しずつ血流を落としていくのです。

質問8 血管内塞栓術にリスクはあるのですか？

近年、血管内治療の進歩とともにＡＶＭ塞栓術の適応が拡大し、その役割は極めて重要です。術前塞栓術により以前のような止血困難や、正常灌流圧突破現象も減少して、さらに摘出術においては術中画像診断や電気生理学的モニタリングの進歩により治療成績は向上しています。塞栓術の目的は、ナイダスを減圧し摘出を容易にすること、正常灌流圧突破現象の予防、術野で確保が困難な深部からの流入動脈の処理が容易になることなどが挙げられ、ＡＶＭに対する集学的治療において塞栓術の有用性は極めて高いです。しかし、過去の報告ではＡＶＭ塞栓術の合併症率は約10％、脳梗塞などの虚血性合併症は6％、死亡率と後遺症発生率を合わせると6・6％です。

豊富な経験、高度な技術がないと致命的な合併症が起こる可能性があります。

例えば、脳梗塞です。

これは、オニキスが、ナイダスだけでなく正常な脳の血管に流れ込んでしまうことにより起きます。

血管内塞栓術によって起こった脳梗塞は、すぐに適切な処置を行うことで良くなることもあります。しかし、意識障害や麻痺を生じたり、失語などの後遺症が残る可能性もあります。

このような理由から、血管内塞栓術を行う医師には、豊富な経験、知識、高度な技術が求められるのです。

図㊲

血管内治療の方法

①

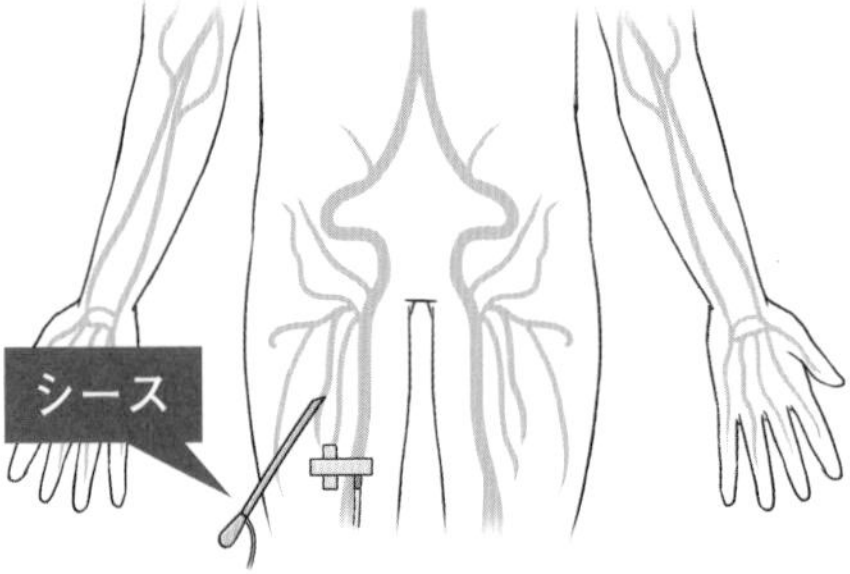

太ももを通っている動脈（大腿動脈）にシースと呼ばれる特殊な器具を入れます。

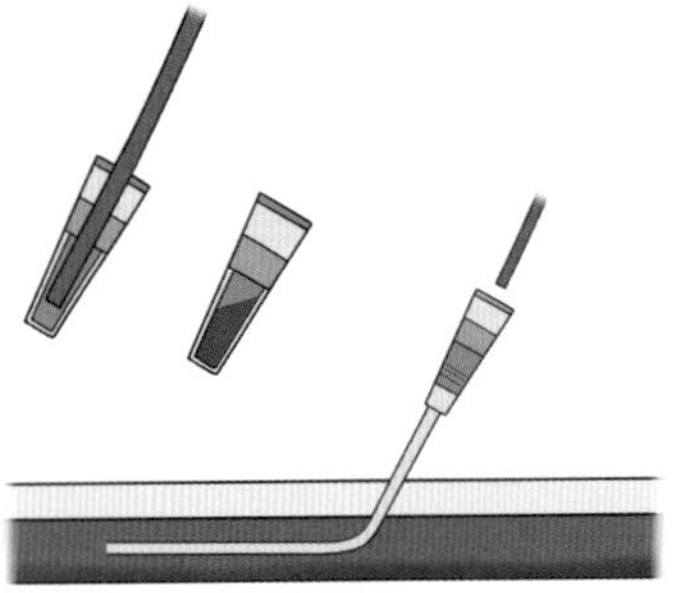

※シースの特徴
カテーテルの出し入れは自由にできますが、血液は逆流しません。シースを使うことで、カテーテルの出し入れが容易で安全に早く治療を行うことができます。

⑥

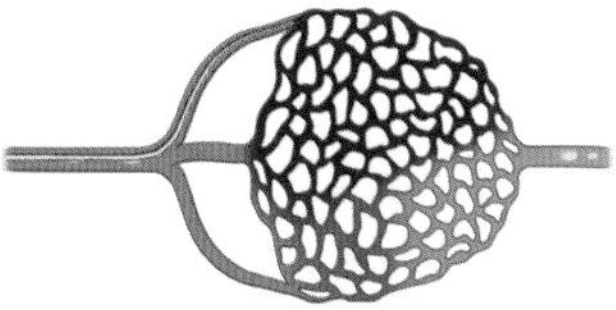

1本の流入動脈からオニキスを注入し、ナイダスを半分ほど塞ぎました。今回はこれで終了です。一度にナイダスを全て塞いでしまうと、脳内の血流が大きく変化してしまうので、段階的に塞いでいきます。残りの流入動脈は次の血管内治療で塞ぎます。

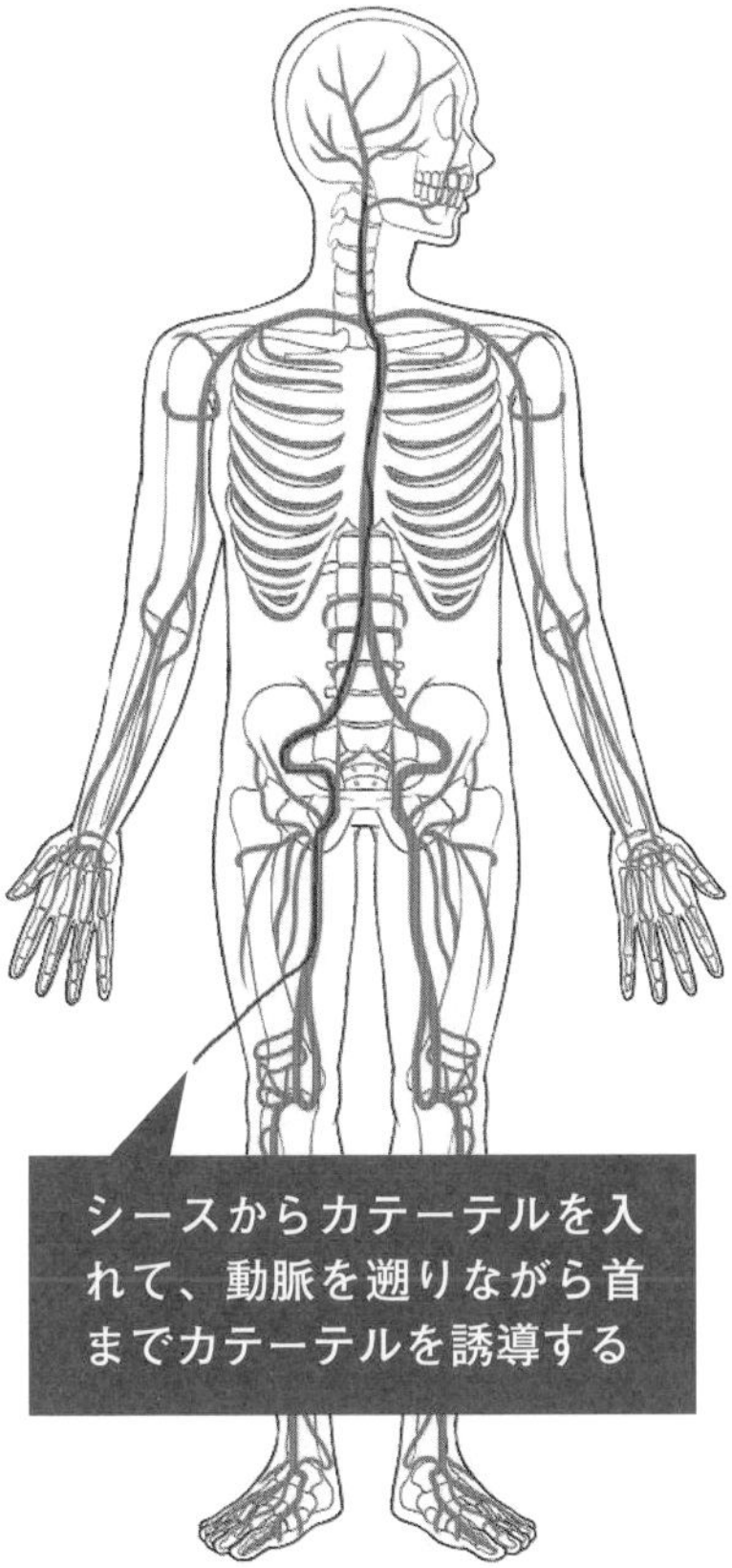

②

大腿動脈に入れたシースから、ガイディングカテーテルと呼ばれる細い管を入れていきます。左図の青い線のように、首の動脈（内頸動脈や椎骨動脈）までガイディングカテーテルを誘導していきます。

③

ガイディングカテーテルの中に、さらに細いマイクロカテーテルと呼ばれる管を通していきます。マイクロカテーテルを、ナイダスの近くの動脈まで誘導していきます。

④

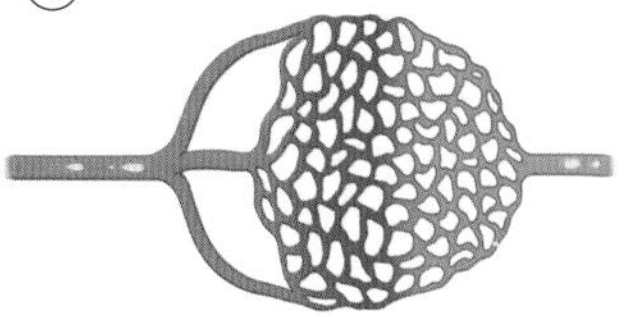

流入動脈3本、流出静脈1本のAVMです。

⑤

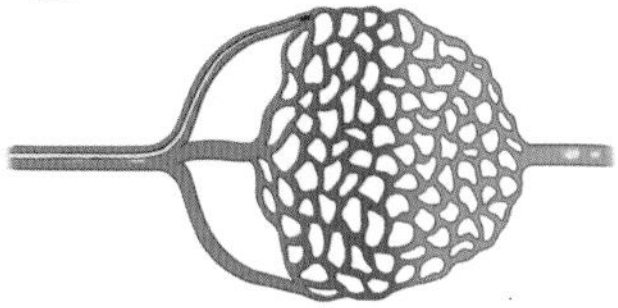

マイクロカテーテルをナイダスの直前まで誘導し、オニキスを注入していきます。

第7章 ガンマナイフ治療

質問1 ガンマナイフ治療とは、どのような治療法なのですか？

ガンマナイフ治療は、ＡＶＭに狙いを定めて大量の放射線（ガンマ線）を集中的に照射し、ＡＶＭを閉塞させる治療法です。これは、虫めがねで太陽の光を一点に集め紙を焼灼するのと同じ原理です。もう少し詳しく説明すると、ガンマナイフ装置の中には、約２００個のガンマ線の発生装置があります。一本一本のガンマ線のビームは弱く、正常な脳には影響はありません。

しかし、病巣には約２００本の放射線ビームが集中します。そして強力なエネルギーを発生させて病巣を焼灼します。

図㊳

ガンマナイフ治療

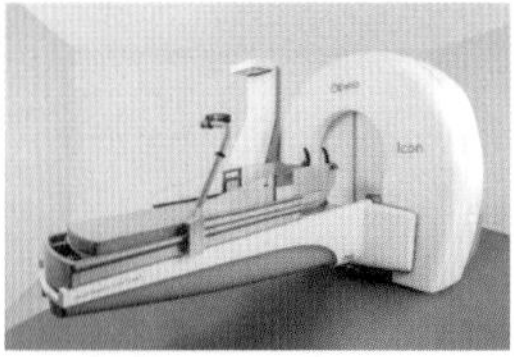

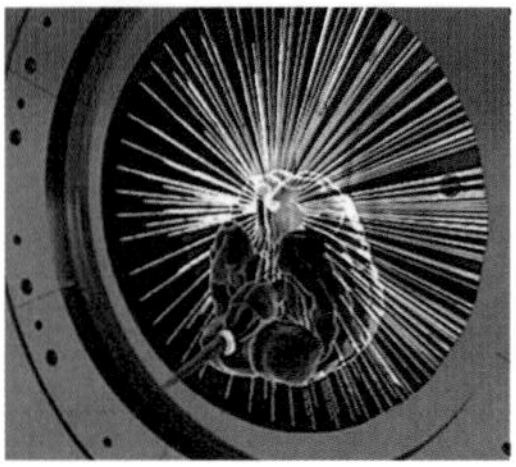

図㊴

ガンマナイフ治療の様子

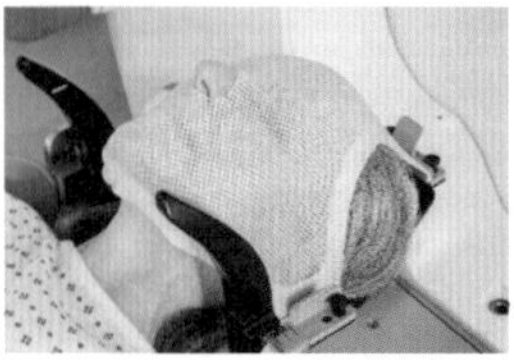

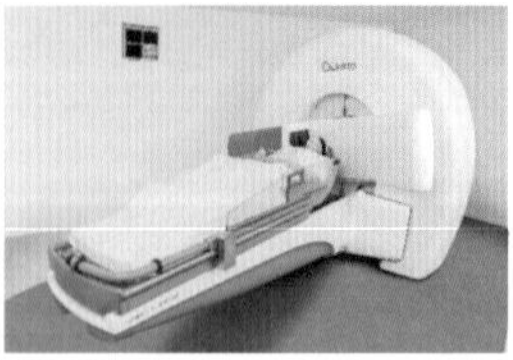

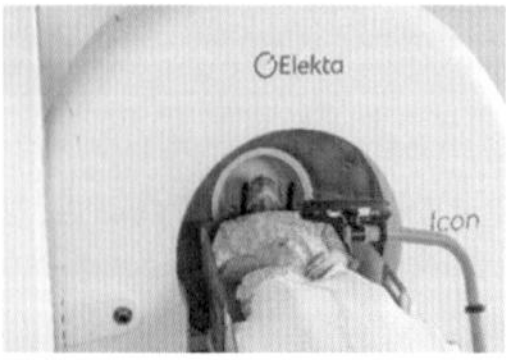

質問2 ガンマナイフ治療の手順について教えてください。

治療には3日程度の入院が必要です。

手順は以下の通りです。

①頭に金属のフレームを取り付けます。

検査や治療の間にフレームが動いて位置がずれないように、頭蓋骨にピン固定します。ピン固定の際には局所麻酔を行います。

なお、近年では、金属のフレームではなく、プラスチック製のマスクのみで照射する方式も導入されています。その場合は、局所麻酔は必要ありません。

②CT、MRI、血管造影など、必要な画像検査を行います。

③画像をもとに照射計画をたてます。

④ガンマ線を照射します。

治療には痛みはありません。

治療が終わると頭部の固定器具をはずし、問題がなければ帰宅します。

質問3　ＡＶＭに大量の放射線を照射すると、どのようになるのですか？

ガンマナイフ治療後、ナイダスの血管壁に炎症が起こります。炎症を起こした血管は徐々に狭くなり血管内に血栓を誘発し、やがて閉塞します。ガンマナイフを照射した後、3年ほどでナイダス全体が閉塞します。

質問4　どのようなときにガンマナイフ治療を行うのですか？

ガンマナイフの目標はＡＶＭの閉塞、再出血のリスクの解消、てんかん発作の改善、頭痛の鎮静などです。ＡＶＭが脳の深部にあって開頭手術が難しい場合や、患者さんの年齢や体力が手術に耐えられないと判断される場合に、ガンマナイフ治療が行われます。

質問5　ガンマナイフ治療の長所はどのような点ですか？

患者さんの体への負担が最も少ないことが最大の長所です。

ガンマナイフは、開頭摘出手術と違って、頭を切ることもなく、脳を直接さわることもありません。時間も短ければ十数分、長くても3時間程度で終わります。ガンマナイフ照射前に、金属性のフレームを取り付ける場合は、局所麻酔をします。プラスチック製マスクを使用する場合には局所麻酔は使いません。照射の際に痛みはありません。入院期間も2泊3日程度です。

質問6　ガンマナイフ治療の短所はどのような点ですか？

短所は、すぐに治療効果が出ないこと、１００％完全になくなるわけではないこと、照射後に脳が腫れたり（脳浮腫）するリスクが残ること、以上の3点があります。

①すぐに治療効果が出ないこと

開頭摘出手術の場合、手術が成功してナイダスを摘出することができれば、ＡＶＭは根治です。

一方、ガンマナイフを照射しても、ナイダスの血管の変化はゆるやかなものであり、ＡＶＭが完治するまでには3年程度かかります。

つまり、完治するまではナイダスに血液が流れていますので、出血するリスクは残ります。この完治するまでに出血する確率は、年間２・０％と言われています。通常のＡＶＭからの年間の出血率は２・２％と言われていますので、ガンマナイフ照射後も完治するまでは、同程度に出血する可能性があります。

特に一度出血したＡＶＭは1年以内に再出血する可能性が高いため、ガンマナイフ治療は適していないといえます。

②１００％完全になくなるわけではないこと

残念なことですが、ガンマナイフ治療を受けたとしても、ＡＶＭが１００％完治するわけではありません。

ガンマナイフ治療から3年後にナイダスが塞がっている確率は、70～80%とされています。

ナイダスが閉塞しやすいものとしては、血管構築が単純なもの（流入動脈と流出静脈が1系統しかない）、若年者であること、これまでに破裂していないこと、などが挙げられます。

また、大きなＡＶＭには効果が出にくいと言われています。ガンマナイフ治療が効果的であるのは、ナイダスの直径が3㎝以下、体積が10㎤以下のＡＶＭです。それ以上の大きさのＡＶＭの場合は、何回かに分けて放射線を照射する場合があります。

③照射後に脳浮腫などが起こるリスクがあること

（1）脳浮腫が起こるリスク

ガンマナイフを照射した患者さん全体の約30%の割合で、脳浮腫が起こるとされます。

全体の約10%に満たない患者さんで何らかの症状が出現します。しかし、長期的に症状が続く患者さんは全体の約3%です。症状の出る確率は、ＡＶＭのあった場所によって違うとされます。

ＡＶＭが脳幹や、基底核と呼ばれる周辺（中脳、視床、基底核、脳室周囲、脳梁）にあった場合、症状が出る確率が高いと言われています。

浮腫の原因については詳しくは分かっていません。おそらくは、放射線を照射したことで起きる放射線障害やナイダスの流出静脈が閉塞することで静脈還流障害が起こること、これらが原因であると考えられています。

（2）脳の中に液体貯留（のう胞形成）や血腫ができるリスク

ガンマナイフを照射してから数年後に、脳の中に液体貯留（のう胞形成）する場合があります。ピークは治療後5年から6年と言われますが、10年以上経ってから見つかることもあります。のう胞ができる確率は、7・9%～28%と言われています。また、のう胞ではなく、血腫ができたとする報告もあります。のう胞や血腫のために麻痺などの症状が続く場合は、外科手術を行うことがあります。

（3）放射線壊死が起こるリスク

ガンマナイフ照射後に、脳組織が壊死するリスクがあります。1・7～7・6%に発生すると言われています。治療にはステロイド、アバスチンという薬を使います。

（4）腫瘍ができるリスク

ガンマナイフ治療後に悪性の腫瘍ができたとする報告があります。発生率は0・2%未満であるとされます。数が少ないため、正確な発生率はよく分かっていません。

質問7　大きなＡＶＭに対するガンマナイフ治療は、どのようなものですか？

大きなＡＶＭに対しては、①1回だけでなく放射線を複数回照射する方法、②血管内塞栓術を先行した後に照射する方法、の2種類があります。

①放射線を複数回照射する方法

複数回にわたって放射線を当てる治療法は、２つの種類に分かれます。

（1）ボリュームステージング法

あらかじめナイダスを２つまたは３つの部分に区分けします。そして、一定の期間（数ヶ月の期間）をあけて、その部分ごとに15～18Gy（グレイ）という十分な放射線を照射するものです。ナイダスが完全に閉塞する確率は、47・５％とされています。

（2）線量ステージング法

はじめにナイダス全体に15Gy程度の低めの放射線を照射します。2～3年後に、縮小したナイダス全体にさらに十分な放射線を照射します。ナイダスが完全に閉塞する確率は、22・８％とされています。

この2つの方法のどちらが効果的なのか、議論は分かれています。しかし、様々な研究結果から、（1）のボリュームステージング法がより有効であると考えられています。

また、３cm以下のナイダスであっても、一度の照射で完全になくならないこともあります。

その場合は、数年後に、残っているナイダスに再度照射を行うこともあります。

②血管内塞栓術を先行した後に放射線を照射する方法

この治療方法では、大きなＡＶＭに対してまず血管内塞栓術を行い、流入動脈を閉塞します。入り口の血管を塞がれたためにナイダスが小さくなります。そしてガンマナイフが効果的な大きさになってから放射線を照射するのです。

この方法は、はじめは理想的な方法であると考えられていました。しかし、血管内塞栓術を行わない場合に比べると、ナイダスが閉塞しにくいという報告もあります。この理由として、血管内塞栓術で使われる塞栓物質（オニキスなど）が放射線の障壁となるのではないか、血管内塞栓術をして流入動脈を閉塞しても、新たに流入動脈が発生し、ナイダスに血液が流れ込んでいるのではないか、ということが推測されています。

質問８　ガンマナイフ治療で最終的にＡＶＭが完治する確率はどれくらいですか？

最終的にＡＶＭが完治する確率は、10人中のおよそ７～８人です。ナイダスの大きさが１㎝未満であれば９割以上の確率で閉塞しますが、ナイダスが大きくなるにつれて確率は下がります。３㎝を超えると、５割程度の閉塞率と言われています。

第８章　治療方針の決定

質問１　ＡＶＭの治療法のうち、最も良い治療法は何ですか？

ＡＶＭの治療では、開頭摘出手術、血管内塞栓術、ガンマナイフの３つの治療法があります。現在のところ、開頭摘出手術が最も良い治療法とされています。

開頭摘出手術は、頭蓋骨を開頭して、ＡＶＭを摘出する手術のことです。根治性の高さ、術後に後遺症（合併症）が生じにくいこと、摘出と同時に今後の出血のリスクが０になることから、まず第１に検討される治療法です。

質問２　ＡＶＭが存在する場所によって治療方法は異なるのですか？

ＡＶＭの場所により、治療方法は異なります。

正しく理解してもらうために、まず脳の場所と機能について、簡単に説明します。

人間の脳は大きく以下の3つの部分に分かれています。

①大脳

人間の脳の大部分を占めています。

体を動かす、言葉を話す・理解する、物を見る、音を聞く、感じる、考える、記憶する、感情や理性を持つ、といった人間としての重要な機能を司っています。

大脳はさらに、「前頭葉」「頭頂葉」「後頭葉」「側頭葉」に分かれています。

また、人間の脳は左と右に分かれており、上記の前頭葉、頭頂葉、後頭葉、側頭葉もそれぞれ左右に分かれています。同じ部位でも左右で機能が違う場合があります。

大脳の機能については、「ブロードマンの脳地図」という分類があります。全ての部位に番号が振られています。

②小脳

運動や平衡感覚（姿勢や動作）を司る部分です。

③脳幹

脳幹は、生命を維持するために重要な部分です。意識のコントロールや呼吸・心拍・体温の調節など、生きていく上で不可欠な機能を司っています。また、大脳・小脳からの全ての神経線維が脊髄につながる連絡路でもあります。

以上のように、人間の脳は大きく分けて3つの部分に分かれます。

そして、大脳と、小脳・脳幹を分ける仕切り（硬膜）を「小脳テント」と呼びます。

小脳テントより上の部分にできるＡＶＭと、小脳テントより下の部分にできるＡＶＭで、治療方針が違ってきます。

図㊵

頭蓋内の構造

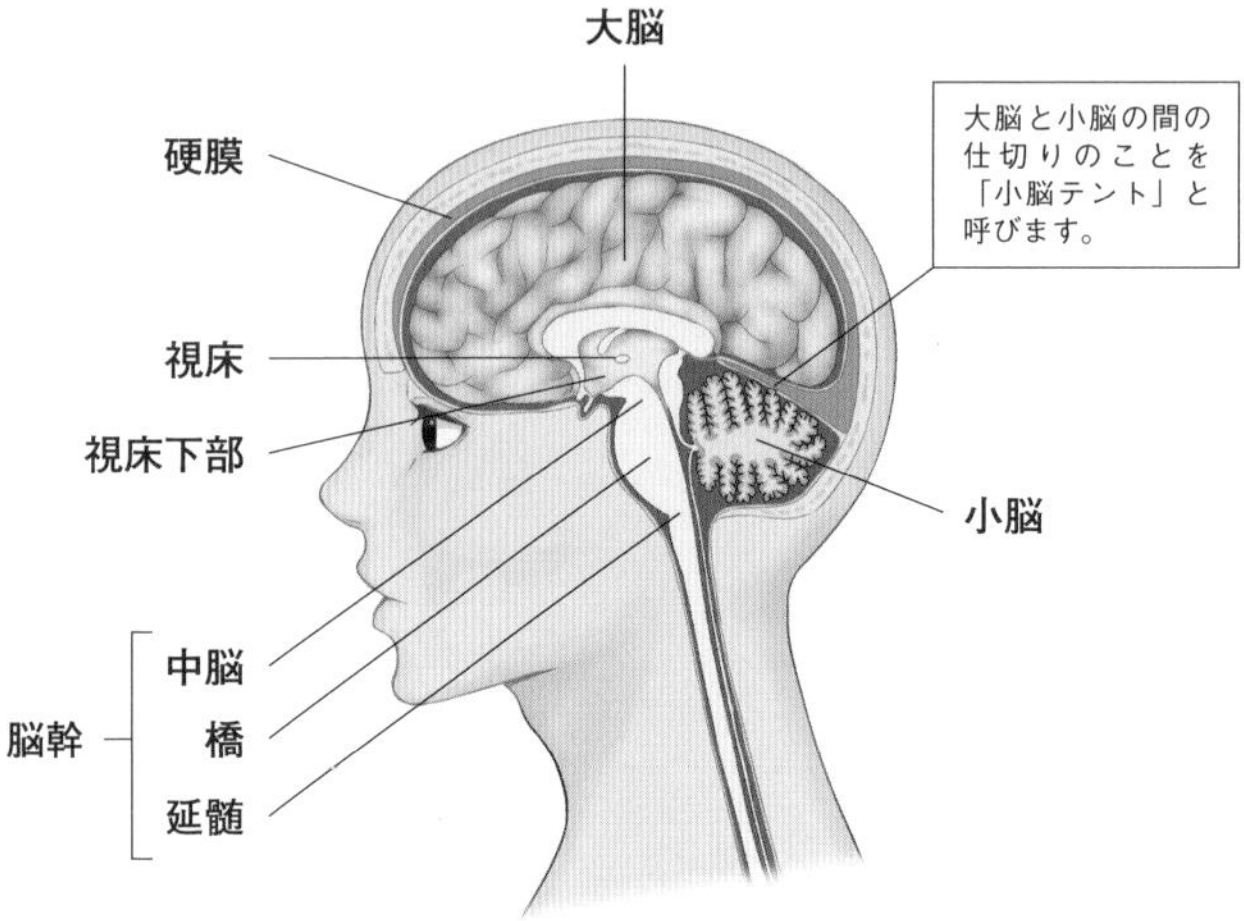

図㊶

大脳の部位と機能

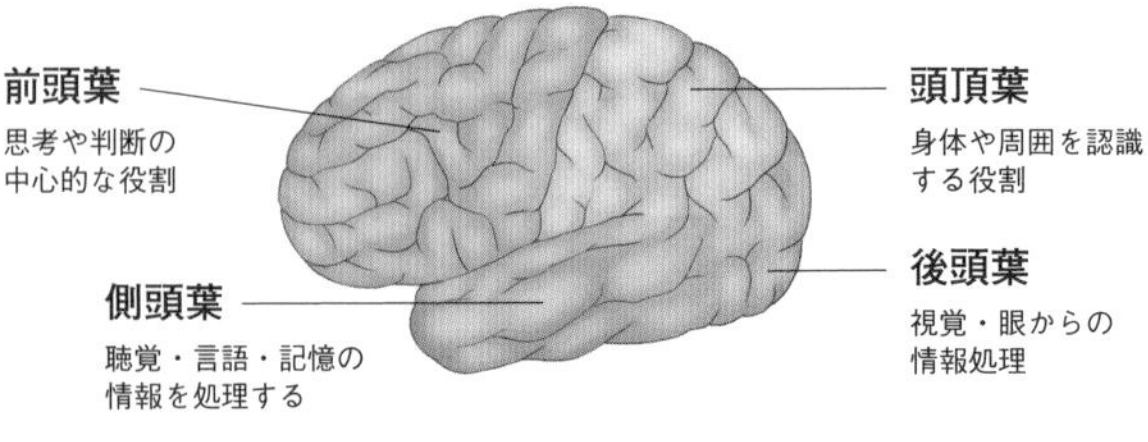

大脳辺縁系：本能や自律神経、記憶を司る。
海馬や側坐核、扁桃体、帯状回などからなる。

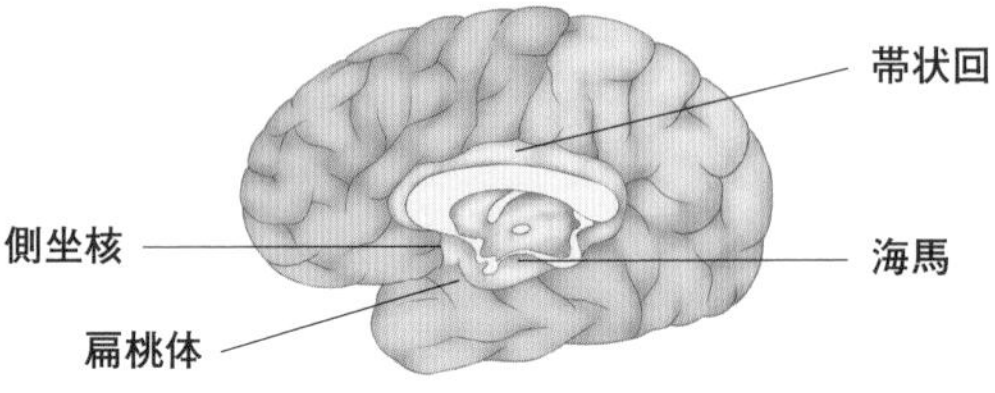

質問3 テント上病変とテント下病変は、それぞれ脳のどの部分にできますか?

小脳テントより上(テント上)にある大脳、大脳辺縁系、視床、視床下部にできる病変を「テント上病変」と呼びます。

小脳テントより下(テント下)にできる病変を「テント下病変」と呼びます。脳幹と小脳の病変を指します。

また、テント上病変のなかで、大脳辺縁系、視床、視床下部にできる病変をまとめて大脳深部病変といいます。

質問4 テント上にあるAVMの治療方法を教えてください。

テント上にあるAVMは、大脳表面にある場合と、大脳深部にある場合で治療が異なります。

①大脳表面にあるAVM

大脳表面にあるAVMは、ほぼ全ての部位で手術が可能とされています。

手術の際にはAVMの周囲の血管や脳もある程度は一緒に除去する必要があるため、その部分の機能に障害が出る可能性はあります。しかし、影響は限られていますし、リハビリテーションによる回復が期待できます。

大脳にできていても、非常に大きいもの、運動野を巻き込んでいるもの、言語野に局在するものは手術が難しくなります。

②大脳深部にあるＡＶＭ

大脳辺縁系、視床、視床下部などの大脳深部は、人間の生命維持や本能などに関わる部位ですので、一度出血するとその影響は非常に大きいものとなります。

さらに、大脳深部のＡＶＭは出血しやすいと言われています。

脳の奥深くにあるためにＡＶＭへ到達することが難しいこと、手術中に出血が起きると止血しにくいことから、手術は難しいとされています。

しかし、出血で発症し、血腫がナイダスと周囲の脳を分ける壁となっており、正常な脳の部分を壊さずにナイダスを取り出すことができると判断した場合や、破裂していない場合でもナイダスが重要な部分を巻き込んでいないために周囲の脳への影響が少ないと判断された場合は、手術が可能な場合もあります。

手術が困難な場合は、ガンマナイフ治療を行います。

質問5　テント下にあるＡＶＭの治療方法を教えてください。

特徴として、小脳テントよりも下にある（テント下）ＡＶＭは全ＡＶＭの約20％を占めます。テント上ＡＶＭに比べてＡＶＭ総数に占める割合は低いですが、手術適応になる率は高いです。95％が小脳に、残り５％が脳幹に発生します。小脳と脳幹の両方に広がっているのはまれで、小脳の大きいＡＶＭでも、手術適応にならない脳幹に及んでいることは少ないです。また小脳ＡＶＭはテント上ＡＶＭに比べて出血率が高く、深部流出静脈を持ちやすく、局在が機能的に重要な場所になることが少ないのが特徴です。したがって、小脳ＡＶＭは小脳核、小脳脚といった機能的に重要な場所（eloquent area）に局在が及んでいない場合は基本的に摘出術が可能となります。小児に好発し、びまん性が多いとされます。一般に小児では術後の神経機能喪失に回復力（resilience、以下レジリエンス）が大きく働くので成人より積極的な治療法で臨みやすいです。

初発症状は出血であることが多いです。出血発症例では重症例も多く、緊急手術となることがあります。小さいほど、深部流出静脈あるいは関連動脈瘤があると、出血率が高くなる傾向があるとされます。特にテント下にあること、流出静脈が深部静脈のみであること、関連動脈瘤があることの３つが複合すると出血率は高くなるとされます。出血が起きると、テント上ＡＶＭより致命的になりやすいです。これは狭い後頭蓋窩に生命維持に不可欠な神経組織が存在していることが原因です。出血すると狭い後頭蓋窩はたちまち脳圧が上がり、脳ヘルニアなど重篤な状態に陥りやすいです。出血要因の一つになる動脈瘤や静脈瘤の合併率が、テント上ＡＶＭに比べて小脳ＡＶＭでは約３倍高いとされます。他に進行性の神経脱落症状、三叉神経痛、顔面けいれんがまれに合併することもあり、治療適応となることがあります。流出静脈が膨張して第３脳室や第４脳室を圧迫して閉塞性水頭症を合併したり、静脈洞を閉塞して交通性水頭症を起こすことがあります。

テント上ＡＶＭと比べて高い出血率を示し、予後不良率も高いので、より積極的な治療を行うべきとされます。テント下ＡＶＭは安易に経過観察に委ねると予後が不良であることが多いです。未破裂ＡＶＭでも、患者さんの年齢、余命、神経学的状態などを考慮して、可能な限り積極的な治療が行われるべきと考えられています。外科的摘出は将来の出血の危険を術直後から防ぐことができるので、できれば第１選択にすべきと思われます。しかし、実際の治療は隣接する神経組織の重要性によって、議論があるところでもあります。後頭蓋窩という狭い限定された空間、脳幹、脳神経、小脳核などの重要構造物が存在することを考慮し、外科的摘出が適切に選択されています。集学的治療（Multimodal treatment）を必要とすることも多いです。テント下ＡＶＭでの最終的な治療結果は、的確な治療を選択することでより良好になるとされます。特に初回出血後で神経症状が軽微な患者さんでいえることです。小脳ＡＶＭの摘出術後の予後予想因子は、補完分類（年齢、出血の既往、ナイダスがコンパクトかどうか）がスペッツラー・マーチン分類より適しているとの報告もあります。小脳ＡＶＭでは後下小脳動脈、前下小脳動脈、上小脳動脈由来の流入動脈が脳表に出てからナイダスに入るので、流入動脈を脳表で容易に確認することができます。ＡＶＭ摘出術の鉄則である「流入動脈を早期に捉えること」が困難ではありません。流入動脈を処置してからナイダスの全周性剥離を行います。決してナイダスに切り込まないように細心の注意を払いながら、最終的には流出静脈を処理してからナイダスを摘出します。近年では術前塞栓術、術中ナビゲーションシステム、術中血管撮影、術中モニタリングの進歩により、テント下ＡＶＭでも安全に摘出できる症例が増えており、将来この傾向はますます高まるものと思われます。

ただし、脳幹にあるＡＶＭは、原則手術ができません。

脳幹は、生命を維持するために重要な部分です。意識のコントロール、呼吸・心拍・体温の調節など生命に不可欠な機能を司っています。脳幹ではない他の部分、例えば大脳や小脳の一部がダメージを受けた場合、その影響を受けるのは一部の機能です。しかし、脳幹がダメージを受けると命の危険があります。そのため、ＡＶＭが脳幹の表面に限局していれば手術の適応になることもありますが、脳幹表面からＡＶＭの存在が確認できず、軟膜下のみに局在している場合には手術は困難です。

質問6 手術ができるかどうか、どのように判断されるのですか？

手術できるかどうかを決めるために、スペッツラー・マーチン分類による格付（グレード）がよく知られています。これは、治療方針を決めるときに重要な基準です。グレードを設ける目的は、個々のＡＶＭに簡単に適用でき、手術の難易度と後遺症の発生率が推測できることにあります。

図 ㊷

スペッツラー・マーチン分類と治療方針

スペッツラー・マーチン分類			スペッツラー・マーチン分類の補完分類		
特徴		点数	特徴		点数
大きさ	小（＜3cm）	1	年齢	＜20歳	1
	中（3〜6cm）	2		20〜40歳	2
	大（＞6cm）	3		＞40歳	3
周囲脳の機能的重要性	重要でない	0	出血有無	出血していない	1
	重要である	1		出血している	0
流出静脈の型	表在性のみ	0	AVMの広がり	コンパクト型	0
	深在性	1		びまん性	1
計		5	計		5
合計10点					

スペッツラーによるクラス分けと治療方針		
クラス	グレード	推奨される治療
A	1＆2	外科手術
B	3	外科手術・血管内治療・定位放射線治療の組み合わせ
C	4＆5	保存療法

質問7 スペッツラー・マーチン分類とは、どのような分類ですか？

（1）まず次の3つの分類法を設定します。

①ナイダスの大きさ（1～3点）
②AVMの位置（周りの脳が重要な機能を持っているのかどうか）（0～1点）
③流出静脈の位置（脳の表面か深部か）（0～1点）

（2）次に、上記①～③を以下の基準で点数化します。

①大きさは、3cm未満が1点、3～6cmが2点、6cmより大きいものを3点とする。
②AVMの周りの脳が重要な機能を持っていなければ0点、重要な機能を持っていれば1点とする。Eloquent areaとも呼ばれ、損傷すると重大な神経機能障害をきたす場所です。具体的には、運動野、感覚野、言語野、視覚野、視床下部、視床、内包、脳幹、小脳脚、小脳核です。
③流出静脈が脳の表面（表在）のみに存在すれば0点、脳の深部にも存在すれば1点とする。

（3）これら①～③を合計し、最低1点（グレード1）～最高5点（グレード5）に分ける。

〈計算例〉
AVMの大きさが3cm未満であり、周囲の脳に重要な機能がなく、流出静脈が頭の表面に出ているAVMは、
①1点＋②0点＋③0点で、合計1点の「グレード1」となります。

合計点数（グレード）が大きくなるほど手術が難しくなります。

合計点数が３点（グレード３）以下の場合は、積極的な治療ができるＡＶＭであると評価されます。

質問８　スペッツラー・マーチン分類は、信頼のできるものですか？

手術後の患者さんの状態と、スペッツラー・マーチン分類の評価には高い相関関係が多く報告されています。とても信頼できる基準で、最も汎用されています。

質問９　スペッツラー・マーチン分類によると、ＡＶＭの治療方針はどのように決まるのですか？

●グレード１とグレード２のＡＶＭ

手術での全摘出が可能です。手術により死亡する可能性は、ほとんどありません。手術後に後遺症（合併症）が生じる可能性も低いです。このため、開頭摘出手術が行われます。

ただし、高齢の患者さんや全身状態が悪く手術に耐えることができないと判断した場合は、他の治療法が検討されます。

●グレード3のAVM

グレード3のAVMも、開頭摘出手術により、低い死亡率で高い治癒率が得られるため、積極的な治療を選ぶべきです。

しかし、グレード3の場合は、開頭手術のみではなく、それに先立って、血管内治療を行います。これにより手術の難易度を下げることができます。

グレード3のAVMの手術後の後遺症については、「周囲の脳の機能の重要性」や「流出静脈の位置」よりも、AVMの大きさがより強く影響すると言われています。

●グレード4とグレード5のAVM

グレード4とグレード5のAVMは、治療自体が適当でないと判断されることがほとんどです。手術による死亡率は0から3％ですが、後遺症を残す可能性はグレード4では21・9％から27％、グレード5では16・7％から31％と高過ぎるためです。

大き過ぎて摘出することが技術的に困難で、摘出はできたとしても摘出手術に伴って重い後遺症が残る可能性が高く、手術によって得られる利点（メリット）よりも、失うもの（デメリット）の方が大きいです。

グレード4と5は、未破裂の状態なら年間出血率は1・1％です。グレード1、2、3に比べると出血率はむしろ低く、これは注目すべきことです（ちなみに脳動脈瘤は大きいほど破裂しやすいです）。しかし一度出血すると年6％の高い再出血率をもたらします。出血後1年間の死亡率が26％、中等度以上の後遺症が39％という悲惨な結果が報告されています。グレード4やグレード5のなかにも、詳しく検討すると、血管内治療やガンマナイフ治療と開頭治療を組み合わせて治療することが可能な症例が含まれていることがあります（集学的治療）。

しかし、治療ができる場合は少なく、グレード４とグレード５の全ての症例のなかでも約５％に限られます。グレード４と５は、不完全な治療を受けると年間出血率は10・４％と高くなります。

不完全摘出でも出血率を低下させるという根拠はなく、むしろ自然歴より悪くさせます。従って姑息的な治療は支持されていません。例外があって、合併している動脈瘤、あるいはＡＶＭの盗血が原因で進行性神経症状を伴っている例は、これに対する治療は行うべきとされます。

●スペッツラー・マーチン分類を補完する分類（図㊷）

なお、スペッツラー・マーチン分類を補完する分類として、ロートンとヤングにより追加された分類があります（supplementary grading system）。

これは、スペッツラー・マーチン分類に、年齢の分類（20歳未満は＋１点、20～40歳は＋２点、40歳より上は＋３点）、出血による分類（出血していると＋０点、出血していないと＋１点）、ＡＶＭの広がりによる分類（コンパクト型は＋０点、びまん性は＋１点）、以上３種類の分類を追加したものです。

スペッツラー・マーチン分類は最高５点で、このロートン・ヤング分類は最高５点ですので、もともとの分類と合わせて最高10点での評価となります。そして、グレード６（６点）が手術をするかどうかのボーダーラインとなります。

ロートンらによると、患者さんが若いほど神経症状の回復力（レジリエンス）が大きく、年齢が高くなるほど回復力が弱くなることを考慮しています。

出血していない場合は、治療による後遺症（合併症）のリスクを考慮しています。つまり、出血例では後遺症を残していることがあり、手術によってあらたな後遺症を出すことは少ないです。出血していない例では手術の難易度が高く、後遺症が出やすいです。

ＡＶＭの広がりによる分類については、ナイダスがコンパクト型ならナイダスと正常脳の境界が明らかなので、剥離しやすいですが、びまん性ＡＶＭは、剥離するときに正常な脳組織を損傷したり、ナイダスに切り込んで出血する危険性があります。またナイダスの一部を残してしまい不完全な摘出となるリスクもあります。

●Spetzler-Ponce grade（図㊷）

PonceとSpetzlerとが従来のスペッツラー・マーチン分類のグレード1と2をまとめてクラスA、グレード3をクラスB、グレード4と5をまとめてクラスCと3つの格付に濃縮する分類を提唱しました。これもスペッツラー・マーチン分類と比べて、適切な治療や予後の予測力に差がないことが明らかになっています。

●野崎和彦らによる分類と治療方針

野崎和彦らは、出血の既往と年齢を重視した治療方針を提唱しました。

①出血発症の場合

数年間は再出血の危険性が高いため、積極的に外科的治療を行います。

②けいれん発作や脳虚血症状を起こしているが出血していない場合（50歳未満）

将来的な出血の可能性を考えて、外科的治療を考慮します。

③けいれん発作や脳虚血症状を起こしているが出血していない場合（50歳以上）

症状の改善が見込まれるなら、手術適応と考えます。

④大脳や小脳の表面に近いＡＶＭ

積極的に外科的治療を行います。

⑤ＡＶＭが脳幹や視床にあって重い後遺症が予想される場合や、開頭摘出手術後にナイダスが残っている場合

ガンマナイフ治療を考えます。

●エデルマンらによる外科的手術の指針

①手術適応

・出血する危険性の高いもの。脳静脈圧が高い、流出静脈が深部にある、脳動脈瘤を合併している、流出静脈狭窄、出血既往のあるＡＶＭ。
・重要な機能を持つ部位にあって大きい血腫と神経脱落症状を伴う破裂性ＡＶＭ。
・保存的治療を行っているが、てんかん発作や麻痺などの神経脱落症状が進行するＡＶＭ。
・若年で、安全に治療ができる脳の表面のＡＶＭ。
・ＡＶＭの病態とその自然歴に関する知識を持ち、精神的苦痛とそれによる日常生活の制約が大きい例。

②手術非適応

・血液凝固能異常または心肺疾患を合併していることにより、自然歴に委ねる以上のリスクが外科的治療によってもたらされる可能性があるとき。
・ＡＶＭが脳の重要な機能を持った部分にあるとき。
・びまん性ＡＶＭで、脳の重要な機能を持った部分にあるかそれに近いため、手術による危険性が高いとき。
・本人や家族の治療希望がないとき。宗教的な理由で手術が困難なとき。
・高齢者または余命が長くない無症状のＡＶＭ。

●スタークらによるガイドライン

・治療目的は、出血の危険をなくし、脳の機能を最大限に維持することである。
・患者の状態とＡＶＭの状態と、２つの面から治療方針を検討すること。
・信頼度の高いスペッツラー・マーチン分類を中心に検討し、これまでの研究成果から得られる患者の出血リスクと、手術した場合の後遺症のリスク、それらを総合的に判断して治療法を選ぶべきであること。
・例えば、評価の結論が、①今後出血する確率が高い、②後遺症の可能性は低く、仮に出たとしても軽い、という場合は積極的に治療するべきである。
・逆に、今後出血する可能性は低い、手術をした場合に後遺症が残る可能性が高く、その症状も重いことが予想される場合は手術を控えるべきである。
・出血しており血腫や水頭症により危険な状態なら、血腫除去と水頭症治療のみにとどめておく。例外的に、

ＡＶＭが脳の表面にあるなら同時に取り除く。

・患者の年齢、平均余命、症状、既往歴、家族、社会的背景を考慮するべきである。また、ＡＶＭに関しては画像所見のみでなく、遺伝子解析所見も検討すべきである。

●日本脳卒中学会による脳卒中治療ガイドライン２０２１

・未破裂脳動静脈奇形は、外科的治療介入ではなく症状に対する内科的治療を考慮しても良い（推奨度Ｃ　エビデンスレベル中）。ただし、症例によっては、外科的治療、血管内塞栓術、放射線治療の単独または組み合わせによる治療介入を考慮しても良い（推奨度Ｃ　エビデンスレベル低）。

・出血脳動静脈奇形は再出血が多く、出血リスク、手術リスクを勘案し、急性期脳出血の治療を含め手術、定位放射線治療、血管内塞栓術の単独または組み合わせによる外科的治療を考慮しても良い（推奨度Ｃ　エビデンスレベル低）。

・外科的手術の危険性が高く病巣が小さい場合（10mℓ以下または最大径３㎝以下）は定位放射線治療を考慮しても良い（推奨度Ｃ　エビデンスレベル低）。

・スペッツラー・マーチン分類のグレード１および２では外科的切除を考慮しても良い（推奨度Ｃ　エビデンスレベル低）。スペッツラー・マーチン分類グレード３では外科的手術または血管内塞栓術後外科的手術の併用を考慮しても良い（推奨度Ｃ　エビデンスレベル低）。スペッツラー・マーチン分類グレード４および５では、保存的療法を考慮しても良い（推奨度Ｃ　エビデンスレベル低）。

・けいれんを伴った脳動静脈奇形では、てんかん発作を軽減するため外科的手術、定位放射線治療を考慮しても良い（推奨度C　エビデンスレベル低）。

●グレードの高いAVMの治療方針について

AVMの治療で最も難しいのが、スペッツラー・マーチン分類でグレード4やグレード5と評価されたAVMです。これらは、AVMの局在によって治療方針が違います。野崎和彦らは以下のように述べています。

・大脳にあるAVM

AVMからの出血のために極めて重篤な神経症状を呈している場合（神経機能を失っているか、ほとんど残っていない状態）は、新たな神経症状が生じる可能性が低く、手術適応になることがあります。

グレードの高いAVMの多くは、脳の深部からの流入動脈を受けます。出血に備えるため、手術のときにはその動脈を中枢側の親動脈から分岐する部位で確保します。

例えば、頭頂葉や後頭葉にあるAVMが脳の視覚野にまで伸びていて、患者さんが完全な視野障害を呈している場合は、視機能の損傷を考えずに積極的に手術ができます。

ただし、視機能が保たれている場合は、視放線と呼ばれる視覚路を残したままナイダスを摘出するのは難しいです。

また脳の中のシルヴィウス裂と呼ばれる部分の大きなAVMでは、近くに重要な機能が密集しており、血管構築も複雑です。手術は難しいです。

・大脳基底核・視床のＡＶＭ

大脳基底核や視床にあるＡＶＭは、手術適応にならないものがほとんどです。出血して血腫がある場合は、血腫を手がかりとしてナイダスに近づくことができるので、手術を行うこともあります。

内包を含めてその内側の深部に関しては、大脳基底核や視床の働きが失われていない場合を除いて、手術は一般的に行われません。

・小脳のＡＶＭ

小脳のＡＶＭは手術適応となることが多いです。小脳にできるＡＶＭでは、周囲の正常構造物から位置関係の把握がしやすく、流入動脈が脳の表面に出ているものが多く、流入動脈を遮断しやすいからです。また、小脳のＡＶＭは一般的に手術適応のない脳幹まで伸びているものが少ないということもあります。

小脳のＡＶＭは小児に多く、びまん性ＡＶＭであることが多いです。びまん性ＡＶＭを剥離するときには、ＩＣＧアンギオグラフィーが有効であるとされています。

小児では、まれにかなり広範囲のびまん性ＡＶＭが見つかることがあります。その場合は、小脳半球をほとんど切除してしまうこともあります（半球切除術）。一般的に小児は神経症状の回復力（レジリエンス）が強いとされ、成人より積極的な治療を行いやすいといえます。

・脳幹部と小脳橋角部

ナイダスが脳幹の軟膜より深部にあれば、スペッツラー・マーチン分類のグレードは関係なく手術適応はありません。ナイダスが軟膜表層にあれば手術適応となることも多いです。ただし脳神経が絡んでいることが多いため、手術の難易度は比較的高いです。

ただし出血発症の脳幹部ＡＶＭは、保存的治療より手術が有効で予後も優れる症例も多いです。

・治療成績

野崎らの報告では、出血発症したＡＶＭ37例のうち、手術を行ったものは27例でした。このうち全部を摘出したのが23例、一部を残したものが４例、放射線治療で消失したのが２例でした。

グレード４やグレード５でも、出血発症なら、手術で全摘出できる可能性があるといえます。ただし出血発症でない場合は、全摘出はリスクが高いです。

手術による新たな後遺症は９％、死亡率が０％で、良い結果であるといえます。

●端和夫の報告

端和夫の報告によると、大きなＡＶＭは流入動脈からの血流量が大きく、治療する場合は流れる血液の量を段階的に減らしていく必要があります。そのためには手術や血管塞栓術を何度も行います。

端によると、スペッツラー・マーチン分類がグレード５であるＡＶＭは手術しても結果が悪く、手術するかどうかは慎重に判断するべきであるとしています。

対応の基本としては、次の点を挙げています。

①手術適応は慎重に判断すること。
②血流量を段階的に減らしていくこと。
③手術中は脳の血流量を測定すること。
④流入動脈を中枢側で遮断すること。
⑤拡張した穿通枝（深部の流入動脈）を根元（中枢側の親動脈からの分岐部分）で遮断すること。

端の報告では、２７０例のうちスペッツラー・マーチン分類のグレード4が41例、グレード5が14例でした。グレード5では、開頭摘出手術をしたうちの半数が元々あった症状とは別に新たな後遺症が残る結果となり、原則として手術は行うべきではないとしています。

端は別の報告で、以下のことを述べています。

・大きなＡＶＭは、高い確率で手術後に病状が増悪した。原因は、ナイダスを剥離するときに周囲の脳を傷つけたか、手術中・手術後の出血であった。
・手術中は流入動脈を多く遮断し、中にはＡＶＭのかなり中枢側の動脈を遮断したこともあったが、血管を遮断したことが原因となって症状が悪くなったことはなかった。
・特徴は、ナイダスを剥離したときに脳を傷つけたことが原因と思われる病状の悪化は全て一時的なものであったこと。一方で、出血による病状の悪化は、1例を除いて全ての場合死亡または後遺症が残る結果となった。

以上3点から、大きなＡＶＭの手術で問題になるのは術中の剥離操作や流入動脈の遮断による虚血ではなく、手術中・手術後の出血であると考えられます。手術後の死亡・後遺症の主な原因は出血であるといえます。

質問10　ＡＶＭの治療方針をまとめてください。

図㊸と㊹が大まかな治療のアルゴリズムになります。

図㊸　治療方針を決定する流れ

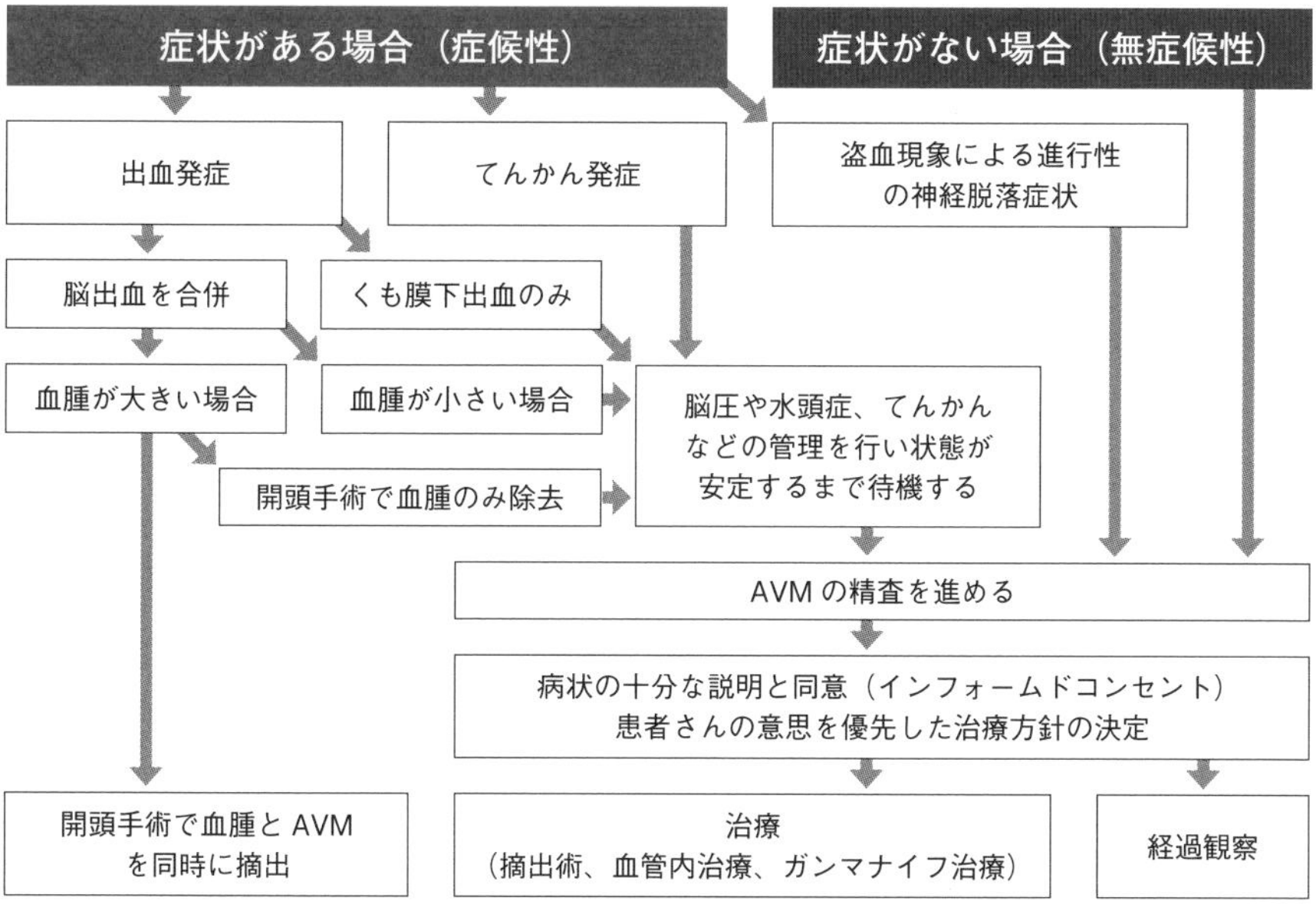

図㊹　スペッツラー・マーチン分類でのグレード別治療フローチャート

（原則として治療の利益がリスクを上回る場合に外科的治療介入を検討する）

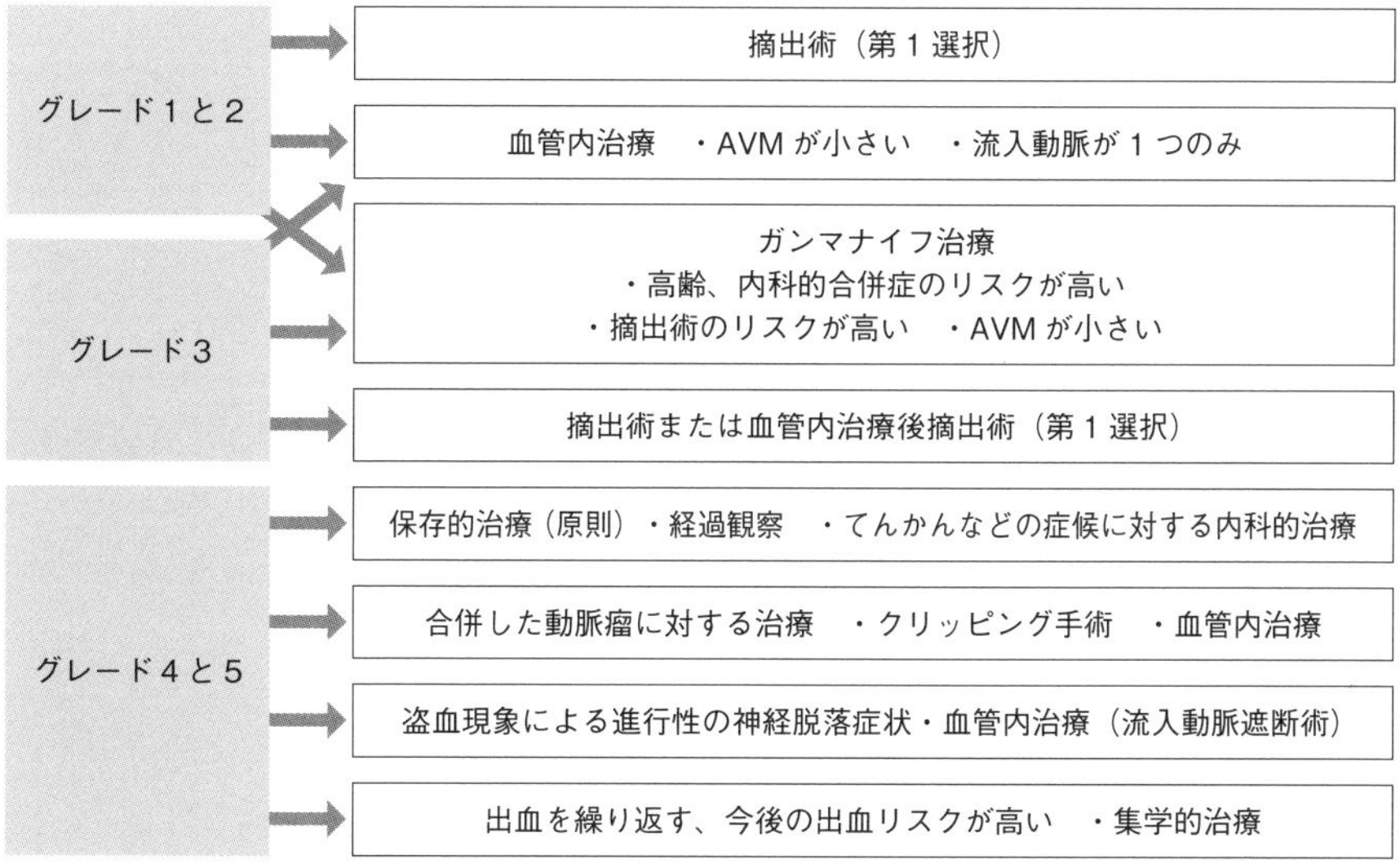

第９章　小児のＡＶＭ

質問１　ＡＶＭの小児は、何人くらいいるのですか？

ＡＶＭは10万人あたり年間１人から２人の割合で発見されます。

全ＡＶＭの有病率は10万人あたり15人から18人とされます。

小児のＡＶＭは全ＡＶＭの20％程度で、特に６歳以下に限ると数％です。出血するのは、１年間で小児10万人に対しておよそ１人とされます。

質問２　小児のＡＶＭの特徴を教えてください。成人のＡＶＭと違うのですか？

小児のＡＶＭは多くの点で成人ＡＶＭと異なる臨床像を示します。25％以上が後頭蓋窩に発生するとされ、多発例の報告もあります。小児では出血発症が多く、再発も見られます。びまん性が20％から30％を占めるとされます。１cm以下の micro ＡＶＭもしばしば認め、初回の血管撮影で出血源を同定できないこともあります。増大するＡＶＭや新生ＡＶＭも成人より小児に多いです。新生児期は動静脈瘻（ＡＶＦ）が多いのですが、乳幼児期になるとＡＶＭが増加することが知られています。びまん性ＡＶＭはＡＶＭ発生の初期とする説もあります。ＡＶＭは先天性疾患ですが、変化していくダイナミックな病態を有するとも考えられています。

質問3　小児のＡＶＭが将来的に出血する確率はどれくらいですか？

小児のＡＶＭが破裂する確率は、年間4～5・5％です。小児は成人と比べると出血しやすく、初回出血での死亡率は7％から13％とされます。出血するごとに死亡率は高くなります。成人のＡＶＭに合併する動脈瘤は出血のリスクを高めます。動脈瘤の発生は長期にわたっての結果と推定されているので、小児のＡＶＭに動脈瘤を合併することは少ないとされていました。しかし、最近の報告では、小児の動脈瘤を合併するＡＶＭは比較的多い（11～18％）ことが示唆されています。出血率には差はないとされますが、緊急手術を要したのは動脈瘤合併例で多いです。

質問4　小児のＡＶＭは、成人すると自然に治りますか？　放っておいても大丈夫ですか？

小児のＡＶＭが自然に消失したという報告は極めてまれです。ＡＶＭが原因不明に血栓化して閉塞することや、出血によってＡＶＭ自体が破壊されてしまうことが考えられています。しかし、消えてしまうかもしれないという期待はしない方が良いです。積極的治療の適応と機会があっても自然治癒を期待して治療を控えることが正当化されるほど報告例は多くありません。

未治療で放置しておくと、ＡＶＭが徐々に大きくなり手術が難しくなりますし、治療ができなくなってしまう恐れもあります。大きくなる理由として、壁の薄い異常な血管が圧を受けて拡張したり、小さい出血を繰り返しているうちに周辺の組織を破壊していくことなどが考えられています。

さらに、小児のＡＶＭは成人に比べると破裂しやすいです。一度破裂してしまうと、再出血する可能性が高くなります。再出血の場合は、50％で後遺症が残り、10％で死亡するという報告と25％で死亡するという報告があります。

盗血現象が著しいと、知的障害や精神症状などを呈することもあります。また、盗血現象で虚血状態に陥った脳は心臓に対して非常に多くの血液を要求します。心臓が耐えられなくなった場合、心不全をきたします。手術群は、非手術群より予後は良いとされます。非手術群は、成人と比べて死亡率が高く、予後は不良とされます。

治療できる大きさであり、治療可能なら、積極的に治療を行う方が良いです。

質問5　小児のＡＶＭが破裂する前にどのような症状がありますか?

脳動脈瘤は、ときに破裂する前に警告頭痛（warning headache）を呈することがあります。しかし、ＡＶＭは破裂する前に警告のような症状は、ほとんどありません。

質問6　小児のＡＶＭの治療には、どのような種類があるのですか？

大人の場合と同じで、①開頭手術、②血管内塞栓術、③ガンマナイフ治療です。
これらを単独で行うか、またはいくつかを組み合わせて行います。

質問7　小児のＡＶＭの手術は、安全なのですか？

小児のＡＶＭの手術結果は、成人に比べると、はるかに良好な結果が多いです。それは、小児の脳には、特別な回復力（レジリエンス）があるからです。

子どもがけがをしても、すぐに傷が治ることを想像してみてください。

小児は色々な種類の神経損傷を受けても、驚くほどよく耐えて回復する事実があります。例えば、言語中枢は通常左脳にありますが、左脳の損傷で左脳が機能を失っても、小児だと言語中枢が右脳に移って言語機能が失われず、失語症にならないことはよく経験されます。損傷した側の脳から健全な側の脳へ、さらに左脳の一部が損傷しても同じ左脳の隣接した部分へ機能が移ることが期待できます。このような回復力（可塑性ともいいます）は脳の外傷や脳卒中でよく見られます。小児であっても若いほどこの能力は高いです。この特別な回復力は、年齢が高くなるにつれて弱くなっていきます。このため、この回復力が失われる前にできるだけ早く治療する方が良いといえます。成人よりも積極的な手術が許容されます。

ＡＶＭがスペッツラー・マーチン分類のグレード１からグレード３で、手術が可能な場所にあるのなら、開頭摘出手術が良いです。手術によって根治する確率は80％以上と高く、手術が終わればＡＶＭから出血するリスクは即刻なくなります。

スペッツラー・マーチン分類でグレード1からグレード3であっても、手術が困難な場所にあるときは、ガンマナイフ治療を行うこともあります。

しかし、グレード4や5のＡＶＭで、脳の中で重要な機能を持った部分にある場合や、重要な機能を持った部分に接している場合でも、また手術をするには大き過ぎる場合でも、ガンマナイフ治療や血管内治療によってナイダスを小さくしてから、手術で摘出することもあります。若年であるほど積極的な戦術で臨むのが正しいと考えます。

質問8　小児に対してガンマナイフ治療を行う場合、開頭摘出手術と比べるとどのような違いがあるのですか？

放射線治療のみを行った場合、3年後の治癒率は80％ですが、20％は完治に至りません。また、小児ではびまん性ＡＶＭが多く、びまん性はガンマナイフ治療後も残存しやすいです。

小児に対してガンマナイフ治療を行う場合、発育途上である小児の中枢神経への放射線障害の可能性があります。また、ガンマナイフを照射してから完治まで約3年間かかりますから、その間に出血する可能性があります。ある研究では、治療後に53例中4例で出血が起こっています。

これらを考えると、手術可能なら即効性のある開頭摘出手術が良いです。

質問9　血管内塞栓術だけで治ることはありますか？

成人の場合と同じように、血管内塞栓術だけで治ることはまれです。たいていの場合は、開頭摘出手術の前に血管内塞栓術を行い、流入動脈を閉塞したり、ナイダスを小さくしてから開頭摘出術を行います。

質問10　小児のＡＶＭは、再発することはありますか？

小児のＡＶＭは完全摘出されても、再発が10％程度で認められるという報告があります。大半が摘出後15ヶ月以内に再発するとされ、1年後の血管撮影で再発がなければ予後は良いとする報告もあります。また、びまん性であることが再発の可能性を予知するものとも言われています。

再発の原因については色々と説がありますが、決定的なものはありません。成人のＡＶＭでは摘出後の再発は通常認められないので、遺伝子解析が進めばその原因も近い未来に解明されるかもしれません。つまり、小児ＡＶＭと成人ＡＶＭとでは病態生理学的に何らかの違いがあるのかもしれません。

手術後も定期的に検査をする必要があります。いつまで検査を続けなければならないかについては研究者の間でも意見が分かれています。16年後に再発があったという報告もあります。

質問11　小児のＡＶＭには、医療費の助成制度などありますか？

令和元年7月1日から、小児のＡＶＭが小児慢性特定疾病医療費助成制度の対象となりました。対象は18歳未満です。手続きは次のような手順です。

①小児慢性特定疾病指定医のいる指定医療機関を受診する。
②診断を受けて、医師に「医療意見書」を作成してもらう。
③医療意見書と必要書類を自治体の担当窓口に提出する。
④自治体の小児慢性特定疾病審査会で認定審査が行われる。
⑤認定結果が通知される。

世帯年収や重症度によって自己負担の上限額が決められていて、それを上回る分を医療費助成金として受け取れます。

詳しくは、小児慢性特定疾病情報センターのホームページへアクセスしてください。

※小児慢性特定疾病情報センター　https://www.shouman.jp/assist/

●小児のＡＶＭの治療方法についての報告

小児のＡＶＭの治療においても、開頭摘出手術、血管内治療、放射線治療という3つの治療法を組み合わせて行うことで良い結果が得られたという報告があります。
米国のマサチューセッツ総合病院では、１９９１年から１９９９年までの間に４３２人のＡＶＭの患者のうち40人の小児のＡＶＭの治療を検討しました。この病院では、脳神経外科医師、放射線科医師、腫瘍専門医師、脳神経内科医師、コーディネーター看護師で構成される医療チームを作り、患者一人一人個別に最適な治療方針を決定しました。
治療方法は、14人が手術単独、６人が血管内治療と手術、11人が放射線治療のみ、２人が血管内治療と放射線治療、２人が放射線治療と手術、というものでした。４人は報告の時点で治療継続中、１人は積極的な治療をしない、というものでした（積極的な治療を受けなかった１人は、６cm以上のＡＶＭで、治療を行っても現状よりさらに症状が悪くなることが予想されるケースでした）。

治療結果は、次の通りです。
①95％→大変良い（エクセレント）または良い（グッド）
（ＧＯＳスコア5または4、38例）
②2.5％→可（フェア）（ＧＯＳスコア3、1例）
③2.5％→死亡（1例）

結論として開頭摘出手術、血管内治療、放射線治療を組み合わせた治療法は、小児のＡＶＭの後遺症・死亡率を最小化し、治療成績を向上させます。

グラスゴー・アウトカムスケール
（GOS：脳損傷からの回復を評価する基準）

スコア１　死亡

スコア２　植物状態

スコア３　身体的・精神的障害のため 日常生活に介助が必要

スコア４　ある程度の神経学的・知的障害があるが、日常生活を自立して送ることができる

スコア５　後遺症がないか、わずかに障害を残すが、元の生活に戻れている

第10章　てんかんとＡＶＭ

質問1　てんかんとは何ですか？

てんかんとは様々な原因に基づく慢性の脳疾患で、脳神経細胞の過剰な放電に由来する反復性の発作（これをてんかん発作と言います）を特徴とするものです。本来は放電してはいけない状況で脳神経細胞が勝手に放電するために、けいれんなどの運動症状、感覚症状、意識消失、精神症状などを繰り返し引き起こす疾患です。てんかんは基本的に慢性の疾患ですので、脳のどこかに過剰な放電を起こす脳神経細胞（これを焦点といいます）が存在します。

てんかんはまず「原因」で分類されます。発作を起こす原因として明らかな脳病変（器質的疾患）がない場合を特発性（原因不明のてんかん）、ＡＶＭのように脳病変にてんかんの原因があるものを症候性と分類します。次に「発作」（症状）で分類されます。大きく分けて部分発作（焦点発作）と全般発作があります。部分発作は（片側の）大脳皮質に焦点があるもので、脳の一部から発作が始まります。脳のどの場所から発作が始まるかによって症状が異なります。発作中の意識の状態と全身性けいれんへ移行するかによってさらに３つに細分されます。発作中に意識が保たれている単純部分発作、意識が障害される複雑部分発作、部分発作から二次的に全般発作に進展する発作（二次的全般化発作。一般的に臨床上はほとんどこの発作になります）です。

単純部分発作は、例えば、運動野に焦点があればけいれんを起こします。優位半球なら失語を呈することもあります。聴覚野に焦点があれば突然おかしな音が聞こえ、視覚野ならおかしな光が見えます。自律神経と関連のある大脳皮質に焦点があれば、心窩部痛、腹痛腹部膨満などの消化器症状、発汗などをきたします。側頭葉に焦点がある場合は精神症状を伴う場合が多く、精神発作（既視感、夢幻状態、時間感覚の変容、怖い寂しい懐かしいなどの感情発作、幻覚など）と呼ばれます。意識が保たれ本人が自覚できる発作が、単純部分発作です。

一方、複雑部分発作の焦点は側頭葉にあり、意識障害（自動症、意識減損、無動凝視、一過性てんかん性健忘）を伴います。特に、精神発作と複雑部分発作を合わせて側頭葉てんかんとも呼ばれます。通常は単純部分発作（精神発作）が前兆となり、一点を凝視したのちに自動症が始まることが多いです。てんかんの症状としてけいれんがなく、見逃されやすいです。発作中は意識障害のため記憶がないので、記憶障害や失神、意識消失などと間違われることもあります。

全般発作は両側の大脳半球の広い範囲で同時に始まる発作とされており（明らかな焦点は未だ特定されておらず諸説があります）、最初から意識がなくなります。欠神発作、ミオクローヌス発作、強直間代発作などがあります。

以上を踏まえて、「てんかん」を分類します。特発性か症候性か、部分か全般かで4通りの組み合わせが考えられます。まず部分てんかん（局在関連てんかん）と全般てんかんの2つに大分類します。部分てんかんは部分発作のあるもので、特発性部分てんかん、症候性部分てんかんに小分類されます。全般てんかんは全般発作を示すもので同様に2つに小分類され、特発性全般てんかんは原発全般てんかん、症候性全般てんかんは続発全般てんかん（最も難治なグループで、広範囲な脳損傷が見られ、知能障害も伴います）とも呼ばれます。また、全般発作と部分発作が併発していたり、どちらにも当てはまらない場合は分類不能てんかんという3つ目の大分類があります。

質問2　てんかんとＡＶＭはどのような関係があるのですか？

ＡＶＭの主要な症状は、頭蓋内出血、てんかん、進行性の神経脱落症状などです。ＡＶＭの症状の中で、一番多い出血に次いで多いのが、意識消失やけいれんなどを引き起こす「てんかん発作」です。脳腫瘍や脳出血、脳梗塞などの脳疾患が原因となりてんかんが生じることがあり、「症候性てんかん」と呼ばれます。ＡＶＭのてんかんもこれに当たります。

ＡＶＭの20％から30％がてんかんで発症するとされています。ＡＶＭがあるために周辺の脳組織がグリオーシスと呼ばれる瘢痕様組織に置き換わっていることが原因の一つとされますが、他にもＡＶＭによる盗血（虚血）、静脈還流障害、kindling現象、神経細胞の退行変性、脱髄現象、腫瘤効果、水頭症、ヘモジデリンの沈着、など諸説があり完全には解明されていません。これらのなかでkindling現象は燃え上がり効果とも呼ばれます。脳に電気刺激を反復して与え続けると、徐々にてんかん波が出現するようになるという脳の機能的変化のことです。一旦形成されると消去することはなく、永久に持続するとされます。また脱髄とは髄鞘が破壊されることです。脱髄が重度に起こると、その中にある神経線維まで壊死してしまうため、その神経細胞の損傷は永久に残ります（第13章の質問5を参照してください）。

ＡＶＭの症状としててんかん発作がある場合、発作を抑えるために、「抗てんかん薬」を内服します。しかし、徐々に症状が進むと、薬では発作を抑えられない状態（難治性、薬剤抵抗性）になることもあります。テント上ＡＶＭの患者さんの約30％がてんかんを合併し、このうち18％が難治性（薬剤抵抗性）に進行したとする報告もあります。

てんかん歴が長くなるほど治癒が難しくなる傾向があり、ＡＶＭに伴うてんかん発作は、ＡＶＭを治療しても後遺症として残ることがあります。この場合は手術や放射線治療をした後も、薬を飲み続ける必要があります。てんかんが難治性になる前に外科治療をしなければなりません。

質問3　ＡＶＭが脳のどこにあるかによって、てんかんの症状が異なるのですか？

てんかん発作の症状は、ＡＶＭの場所によって異なります。そのため、ＡＶＭの局在を知る手がかりとなります。（図㊺）
ＡＶＭの局在に応じて、前頭葉ＡＶＭでは前兆を伴わない全般発作、頭頂葉・後頭葉ＡＶＭでは単純部分発作、側頭葉ＡＶＭでは複雑部分発作と二次的全般化発作が多いとされます。
ある報告では、１２８９例中の約30％が全身性けいれん、約10％が局所てんかんを示しました。別の報告では、４２４例中１４１例（33％）がてんかんを経験し、全身性強直間代発作が75％、欠神発作が７％、単純部分発作が９％、複雑部分発作が９％でした。

質問4　ＡＶＭに伴うてんかんの初発時期はいつ頃ですか？

てんかんの発症時期が治療前か後かで分けられます。治療前ならてんかんを初発症状とした例と、頭蓋内出血後にてんかんを発症した例にさらに分けられます。治療後の例は治療前にはてんかんの経験がなく、治療後に初めててんかんを発症したということです。

出血発症の約50％は出血時にてんかんを起こすとされ、19％は出血の平均4・8年後にてんかんを発症したと報告されています。逆に、出血発症の3分の1は、出血する平均11・1年前にてんかんを発症したとの報告もあります（てんかんが出血の予測因子かは分かっていません）。ＡＶＭの初診時年齢が若いほどてんかん発症の可能性が大きく、診断時年齢が10歳台ではその後の20年の間に44％がてんかんを発症したとの報告があります。

質問5　治療前にてんかんを発症する危険因子はありますか？

出血の既往、ＡＶＭの前頭葉と側頭葉の局在、ＡＶＭの大きさ（3㎝以上）、女性（性差は報告によって異なります）、表在性静脈のみが流出静脈になっていること、静脈還流障害、ナイダスが脳の表面に局在していること、中大脳動脈由来の流入動脈、脳の表面の流入動脈、ナイダス内に動脈瘤の合併がないこと、流出静脈が静脈瘤様になっていること、など見解は一定していません。特に出血既往があると危険性は高く、他の危険因子よりも高いです。

ＭＲＩのＴ2強調画像でＡＶＭが表在性で、ナイダス周辺部が高信号を示す例にてんかんをよく合併します。また、明らかな出血の既往がなくてんかんを併発するＡＶＭの手術中に、ナイダス周辺にヘモジデリンの沈着がまれならず認められます。このようなヘモジデリンの沈着は無症候性の出血か、異常滲透性のＡＶＭの血管を透過してナイダス周囲の脳に沈着した赤血球由来のもので、てんかん発生の原因物質として考えられています。

質問6 てんかん発作の症状があるＡＶＭ患者が開頭摘出手術を受けた場合、てんかんが良くなることはありますか？ 逆に、てんかん発作がなかったのに手術後にてんかん発作が起きることはありますか？

イングロットの報告で術後のてんかん発作の出現に関して検討されています。４４０例を摘出し、フォローアップできた４１６例中、全摘出が４０３例でした。術後てんかんに関して96%が良好な結果（Engel分類でクラスＩ）で、そのうち80%は全くてんかんがなく、16%は術後に1回のみ発作がありました。複数回の発作があったのは４％のみです。良好な結果になったのは、術前にてんかんのあった患者さん群では93%、術前にてんかんのなかった患者さん群では97%でした。術後のてんかん発症の危険因子に関して、術前のてんかん治療の有無、てんかんの型、ＡＶＭの摘出率、周術期合併症（術中術後の出血、術後梗塞）、などは有意な影響を受けないとされます。ただ、脳の深部の血管（深部穿通枝）が流入動脈となっていた場合、術前のてんかんの有無にかかわらず術後てんかんの発生に関連性を示します。このようなＡＶＭでは、比較的高率に術後てんかんを起こすとされます。Engel分類でクラスⅠ（発作が消失、または術直後に1回だけ発作があった）は84％で、てんかん発作消失率は66％です。有意に成績は不良です。手術中に深部穿通枝の露出に要する脳の剥離操作が、ナイダス周囲の脳に悪影響（機械的損傷）を及ぼすことが要因として考えられています。

マサチューセッツ総合病院（米国）の報告では、てんかん発作をもつ１４１症例、もたない２８３症例に外科手術、放射線治療、塞栓術を単独あるいは組み合わせた治療（集学的治療）を行いました。結果は、Engel分類に基づく評価では、クラスⅠが66％、クラスⅡ（まれに発作がある、ほとんど発作がない）が10％、クラスⅢ（価値ある改善）が0・9％でした。クラスⅣ（価値ある改善が見られない）が20％、死亡が3％でした。ＡＶＭに伴うてんかんは集学的治療により高率（約80％）に改善することが期待できます。注目すべきは治療前にてんかんがなかった症例の6％に、術後てんかんが発症していることです。さらにこの報告では、集学的治療により良好な結果が得られた症例の特徴は、てんかん発症からＡＶＭ治療までの期間が短い、出血の既往がある、全身性強直間代てんかん、後頭蓋窩のＡＶＭ、でした。出血はてんかん発症の強い危険因子であり、また治療が奏功しやすい要因でもあるとしました。ＡＶＭの完全治癒ならば治療法にかかわらず、てんかん治癒率は良好で差が見られないとしています。ガンマナイフによるＡＶＭ消失例でも、治療前に合併していたてんかんの55％から70％がコントロールでき好成績でした。

メイヨー・クリニック（米国）の報告では、手術前にてんかんがあった患者さんのうち83％で、術後2年以上もてんかんが起こっていません。さらにその中の48％の患者さんは抗てんかん薬を内服する必要がなくなりました。残りの17％の患者さんは発作がありましたが、そのうち13％は手術前に比べるとてんかんがコントロールしやすくなりました。手術前にてんかんがなかった患者さんのうち、手術後にてんかん発作が起こったのは6％でした。また、手術単独の治療で良好な結果（てんかんの改善）が期待できるのは、てんかん発症時の年齢が高い、発症からＡＶＭ治療前の期間が短い、出血既往のない症例、側頭葉にあるてんかん源焦点を広く摘除ないし全摘出した例、でした。

また、ＡＶＭが残存した場合も術後にてんかん発作の再発率が高いと言われていますが、変わらないとする説もあります。

図㊺

てんかん発作とAVMの場所

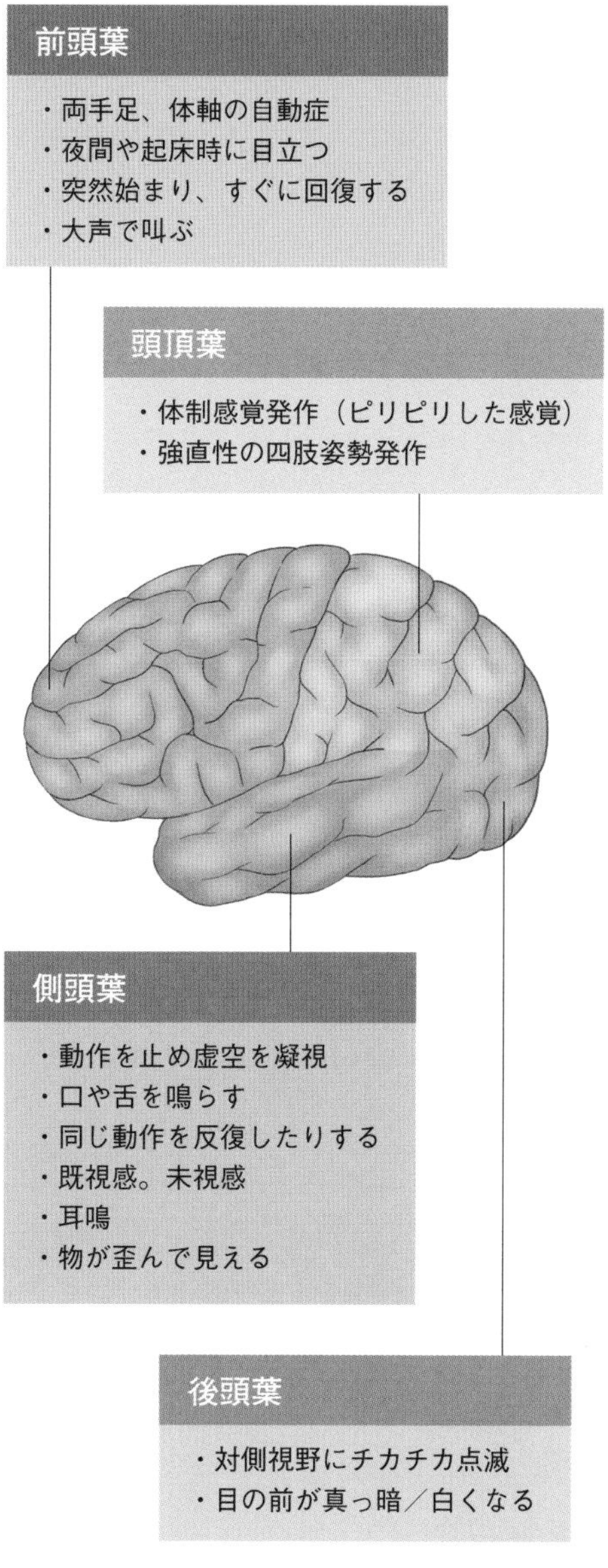

第11章 妊娠・出産とAVM

質問1 妊娠は脳卒中を引き起こすのですか?

妊産婦脳卒中の頻度は、一般的な若年性脳卒中の発症率の約3倍とされます。本邦での妊娠中及び産褥期の脳卒中発症率は10万分娩中で10・2とされ、おおむね1万人に1人です。本邦では妊産婦脳卒中は出血型が多くなっています(欧米では脳梗塞が脳出血より多いです)。出血型脳卒中は73・5%で、原因疾患としては妊娠高血圧症候群による脳出血がそのうちの2割強で最多となっており、約2割が脳動脈瘤の破裂(くも膜下出血)です。脳動静脈奇形の破裂はそれに次いで1・7割です。妊婦の生理学的変化として、レニン‐アンギオテンシン‐アルドステロン系の活性化やホルモン変動によって、血漿量増加、心拍出量増加、全身血管抵抗の減少が起こります。特に妊娠中期から後期にかけて変動が大きく、循環血液量の上昇が出血を招くリスクとして考えられています。現在、積極的な降圧とリスク評価によって、特に分娩時の脳卒中イベントは以前に比べてわずかに減少傾向になってきていますが、病態の複雑化に伴い画一的に解決できない問題も多く残されています。

妊産婦死亡の原因として、第1位は産科危機的出血が19%です。第2位は出血型脳卒中の14%となっており、原因疾患としては妊娠高血圧症候群による脳出血がその内の約5割で最多となっており、2割強が脳動脈瘤の破裂（くも膜下出血）です。脳動静脈奇形の破裂はそれに次いで1割弱です。したがって、妊娠高血圧腎症といった妊娠高血圧症候群、ＨＥＬＬＰ症候群に注意を要します。報告では、妊娠高血圧腎症での脳卒中発症率は妊婦1万人につき6・0～13・5と高率になります。子癇やてんかん、意識障害が出現した場合には、脳出血を見逃さないようにＣＴ評価が重要となります。妊産婦出血型脳卒中では、発症から診断までの時間が予後に関連するとされます。特に、診断までの時間が3時間を超えると死亡率が高くなるとの報告もあります。妊娠中の出血型脳卒中は、母体死亡11・7％で、中等度（日常生活において自立できず何らかの介助が必要）以上の障害が残る可能性が39・6％と予後不良です。

脳卒中ガイドライン２０２１では、器質性脳血管病変の合併は必ずしも妊娠の禁忌とはいえないとされています。しかし、妊娠中は脳卒中発症のリスクが上がる可能性があり、産科、小児科と連携した管理が妥当です。リスクのある患者さんでは妊娠中の脳卒中発症に備えて、総合周産期母子医療センターなどの体制の整った医療機関での管理が望ましいと思われます。

質問2　ＡＶＭがあっても、妊娠や出産はできますか？

妊娠や出産は可能です。ただし、ＡＶＭを未治療のままにしておくと妊娠中に破裂してしまう危険性が高いです。初産婦に多いとされますが、経産婦であっても、以前の妊娠で破裂していないから今回の妊娠でも破裂しないとは断言できません。最も危険な因子は出血の既往です。ＡＶＭの大きさは関連がないとする報告がほとんどです。妊娠中期から後期に多いですが、全ての時期で出血します。

以前は、妊娠してもＡＶＭが破裂する確率は変わらないとする説もありました。しかし、最近では妊娠によりＡＶＭの破裂率が高まるとする説が広く受け入れられています。

できるだけ妊娠の前に治療を完了しておくべきです。

質問3　ＡＶＭがある場合、なぜ妊娠や出産の前に治療をすべきなのですか？

ＡＶＭは妊娠中に頭蓋内出血を起こす主要な疾患の1つです。妊娠中のＡＶＭの出血リスクは10・8%とされ、妊娠によりＡＶＭの出血率は上昇します。他にも、妊婦の年間出血率5・7%（非妊婦は1・3%）、妊婦および産褥期の破裂率5・40%（非妊娠期間2・92%）などとする報告も散見されます。ＡＶＭが破裂する原因は、心拍出量や循環血流量の増加が循環動態に影響を与えることと、増加したエストロゲンが血管運動神経に作用し異常血管の拡張をきたすホルモン変動の影響などが考えられています。妊娠高血圧腎症や妊娠高血圧症候群に留意する必要はありますが、ほとんどの患者さんは高血圧の既往がないため、血圧の管理だけでＡＶＭの出血を防ぐことはできません。

質問4　ＡＶＭを治療せずに妊娠・出産し、亡くなった方はいるのですか？

妊産婦の方が不幸にして死亡することはあり、非産科的死因の第1位は「出血型脳卒中」です。

そして、出血型脳卒中による死亡のうち約1割がＡＶＭの破裂とされています。ＡＶＭは、妊娠中期から後期にかけて出血率が増加するとされます。特に中期にピークがあるとされますが、全ての時期で出血する可能性があります。一方、分娩前後の出血は比較的少ないとされます。妊娠中にＡＶＭから出血すると非妊娠時より母体死亡率が高いと報告されています。妊娠中のＡＶＭ破裂による母体死亡率は28％、胎児死亡率は14％と高いです。一旦出血すると、同じ妊娠中に再出血する確率は27％と高率です。

質問5　妊娠後にＡＶＭがあることが分かりました。どうすれば良いのですか？

American Heart Association（ＡＨＡ）の勧告では、挙児希望がある場合、妊娠前に治療を検討する必要があるとしています。脳卒中危険因子がない状態での妊婦が一番重要だからです。しかし、妊娠中にＡＶＭが破裂した92％は発症前に診断されていないという事実があります。妊娠中に病変が出血で発見された場合は、治療のリスクと未治療で経過観察した場合の妊娠中の再出血のリスクに応じて判断する必要があるとしています。ＡＶＭの手術は、母体と胎児の両方に大きな影響があります。一般的には、出産した後にＡＶＭの治療を行います。例外もありますが、妊娠中の積極的な治療は控えた方が良いです。ＡＶＭのできている場所や、出血の既往があったり、出血してしまった場合、動脈瘤を伴っている場合、脳静脈圧が高くなっておりＡＶＭが破裂する危険性が高くなっている場合などでは、手術を行うこともあります。

治療方針は、母体と胎児の安全を基準にして、総合的に判断して決められます。

質問6　妊娠中にＡＶＭが破裂した場合は、どうするのですか？

ＡＶＭ破裂に際しては、早期の積極的な治療介入が望ましいです。

頭蓋内出血では、母体救命が優先され、急性期は保存的治療が行われ、重症例では血腫除去や水頭症の治療（脳室ドレナージ）が行われます。

妊婦では、母体と胎児の両方に配慮が必要です。

血圧が上昇すれば再出血しますし、低下すれば胎盤血流が低下します。帝王切開を先行した場合、アプガースコアが良い傾向にあり、児娩出後は母体管理に専念できる利点があるとの報告があります。

治療せずに妊娠を継続すると、同じ妊娠中に再出血する可能性が高いので、治療を検討します。スペッツラー・マーチン分類でグレード1と2なら、妊娠を継続したまま、開頭摘出手術で根治も可能です。根治治療が行われなかった場合は再出血のリスクがあるため、母体の状態が悪化した場合に緊急対応が必要なこともあります。

質問7　ＡＶＭの手術時に帝王切開することは可能ですか？

ＡＶＭが破裂して母体が重症になり、ＡＶＭの緊急手術をしなければならないとき、胎児が十分に成熟していれば、ＡＶＭの処置と同時に帝王切開をすることも可能です。妊娠初期に出血した場合、残念ながら22週前に妊娠を終了し、開頭手術を行うという選択肢もあります。分娩を行い、その当日に開頭手術を行うこともあります。選択的または緊急帝王切開と開頭手術を同時に行う場合、帝王切開を先行することが多いです。

質問8 妊娠中のけいれん発作は、母体や胎児にどのような影響があるのですか？

妊娠中の全身けいれん（全身性強直間代性発作）は胎児にとって危険であり、予防する必要があることを認識しないといけません。発作が起きると胎児は低酸素状態に陥り、切迫流産や切迫早産の可能性があります。母体も発作時の転倒による外傷、頭蓋内出血のリスクがあります。また、てんかんの患者さんは自然流産、早産、周産期の高血圧、産後出血、帝王切開を要した割合が若干高いとも言われています。妊娠中におけるてんかん発作の頻度は上昇、不変、低下と一定の傾向はありません。一般的には、妊娠前よりてんかんの治療を開始して妊娠中のてんかんのリスクを最小限にすること、催奇形性（特に大奇形）や胎児の神経発達障害、認知機能障害のリスクが最も少ない薬剤を選択することが重要です。しかし妊娠中に胎児に対して全く安全であることが証明された抗てんかん薬はありません。

質問9 妊娠中に抗てんかん薬を飲んでも良いのですか？

妊娠中のけいれん発作は低酸素状態など胎児に与える影響が大きいため、原則として服用を中止すべきではありません。近年、新規抗てんかん薬の出現により胎児への影響は以前より低くなっています。抗てんかん薬を内服していると大奇形、小奇形が増えることが示されています。妊娠中に抗てんかん薬を内服している女性の児の奇形の発現率は4～10％です。一般人口では2～5％なので、おおむね2～3倍となっています。一般人口と同様に口蓋裂、口唇裂、心奇形の頻度が高くなっています。バルプロ酸は胎児への認知機能障害の発症リスクに注意を要するため、避けた方が無難です。また他剤より奇形発現率が高く、自閉症スペクトラムの発症リスクも高いです。バルプロ酸とカルバマゼピンは二分脊椎との関連が指摘されています。小奇形に関しては薬剤による差はありません。レベチラセタムとラモトリギンの単剤使用は奇形発現率が低いとされます。レベチラセタムは安全性が高く、最初から治療用量で開始可能ですので煩雑さがなく、また治療域も広く使いやすい製剤です。

妊娠10週頃までは胎児の器官形成に重要な時期なので、一般的には妊娠6ヶ月前までに抗てんかん薬の選択と用量調整を行わなければなりません。

質問10　ＣＴやＭＲＩは、母体や胎児に影響はあるのですか？

脳出血の鑑別のために、母体の頭部ＣＴ撮影は重要で第1選択になります。

妊娠初期の奇形や妊娠26週頃までの中枢神経障害で問題になる線量はそれぞれ50ｍGy（ミリグレイ）、100ｍGyとされています。母体に対する頭部ＣＴでの胎児被曝線量は0・005ｍGy以下ですので、極めて低線量で安全です。ＭＲＩは被曝のリスクは懸念されませんが、初期の器官形成期への影響は不明となっていますので、可能なら妊娠14週以降が望ましいとされています。ただし、妊娠初期の単純ＭＲＩ撮影での有害事象は報告されていません。

質問11　妊娠中に血管内塞栓術を行っても問題ないのですか？

血管内塞栓術は妊婦にも有効です。胎児への被曝線量や造影剤の影響を綿密に計画すれば安全に遂行可能です。一般的な脳血管撮影に伴う放射線による生物学的損傷度はＣＴの5～8回分と等量か、その半分とされます。しかも鉛遮蔽の防御を設けているので、子宮や胎児が受ける放射線の影響は少なく臨床上問題にならないと言われています。

質問12　自然分娩と帝王切開で、ＡＶＭへの影響は異なるのですか？

自然分娩と帝王切開とで、違いはないという意見もありますが、以下の方針が一般的です。根治例では通常分娩が可能です。治療したが根治していない、または一度も出血していない場合は、硬膜外麻酔下に鉗子または吸引分娩を行い、分娩時の血圧変動を避けます。

未治療の場合は、出血や再出血のリスクがあるため、妊娠38週での選択的帝王切開が良いとする意見もあります。妊産婦死亡の危険性がある場合は、血腫除去とともに緊急帝王切開を行う必要があります。ＡＶＭは妊娠中のどの時期でも出血するリスクがあり、一度出血すると母体死亡、早産、胎児死亡の原因になります。

ＡＶＭを根治することが出血の最大かつ唯一の予防になることを認識するべきです。

質問13 ＡＶＭは子どもに遺伝するのですか？

ＡＶＭは、遺伝しないと考えられています。

ただ、遺伝性出血性毛細血管拡張症といった全身の血管に異常が起こる病気があります。親がこの病気であった場合、50％の確率で子どもに遺伝すると言われています。そして、この病気によっても脳にＡＶＭが生じることがあります（第１章の質問⑬を参照してください）。

●妊娠中はＡＶＭ破裂率が高くなるとされる報告について

ＡＶＭの女性が妊娠すると、ＡＶＭが破裂する確率が高くなるという研究があります。アメリカのハーバード大学病院での研究がよく知られています。

２００２年から２０１０年の間、ハーバード大学病院でＡＶＭと診断された患者さんの数は、全員あわせて１２１人でした。この中で、58人が女性でした（出産歴の正確な女性は54人でした）。なお、計算の都合上、生まれたときからＡＶＭがあると想定しています。

まず、患者さん全員（男女合計）が１年間のうちに出血する確率を計算しました。

１年間のうちに出血する確率は１・５％でした。一回出血したことのある患者さんがもう一度出血（再出血）する確率は、１年間で７・３％でした。

女性だけでみると、女性58人のうち、全部で37回の出血があり、１年間のうちに出血する確率は１・３％でした。

次に妊娠・出産した女性のデータです。

出産歴の正確な54人に限りますと、合計62回の妊娠がありました。

62回の妊娠のうち、4人がＡＶＭから出血し、合計5回の出血がありました。

妊娠中に出血する確率を計算すると、1回の妊娠の間に出血する確率は8・1％でした。そして、妊娠している女性が1年間のうちに出血する確率は、なんと10・8％となりました。

ちなみに女性全体で、妊娠していない期間にＡＶＭから出血した回数は全体で28回で、1年間のうちに出血する確率は1・1％でした。

【結論】

①妊娠中はＡＶＭの出血率は高くなります。挙児希望で、出血の既往がある場合は、ＡＶＭに対する積極的な治療が勧められます。

②もし妊娠中にＡＶＭが見つかったら、治療をせず妊娠を継続するのか、あるいは積極的な治療をするのか、総合的に判断するべきです。

図㊻

ハーバード大学病院の研究から見たAVMの出血率

AVMの出血率	
項目	割合（%）
1年間のうちに出血する確率（男女合計）	1.5
1年間のうちに再出血する確率（男女合計）	7.3
1年間のうちに出血する確率（女性のみ）	1.3
1年間のうちに出血する確率（女性で非妊娠中の場合）	1.1
1年間のうちに出血する確率（女性で妊娠中の場合）	10.8
1回の妊娠で出血する確率	8.1

男女合計：121人　女性人数：58人（うち出産歴の正確な女性54人）

図㊼

AVMからの出血頻度（非妊娠女性）

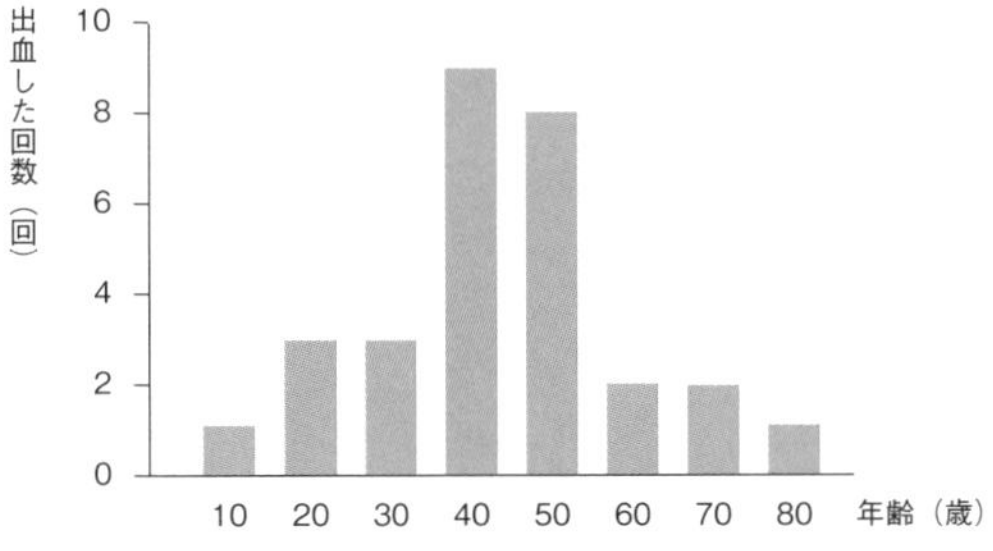

第12章　脳動脈瘤を合併するＡＶＭ

質問１　ＡＶＭの流入動脈に脳動脈瘤があると言われました。脳動脈瘤とはどのような病気ですか？

脳動脈瘤とは、脳の動脈にできたコブ（瘤）のことです。血管が風船のように膨らんでいます。血液はこの風船の中にも流れ込んでいます。この風船が破裂すると出血します。コブの部分は血管の壁が膨張して薄くなっていて、破裂しやすい状態です。これは、ゴム風船を大きく膨らませるにつれてゴムが薄くなり、破裂しやすくなるのと同じ道理です。

脳動脈瘤が破裂すると、脳の表面を覆う「くも膜」の内側に出血し、「くも膜下出血」になります。

くも膜下出血は緊急に手術が必要となる深刻な事態です。約３分の１が死亡し、約３分の１に重い後遺症（麻痺や失語など）が残り、残りの約３分の１が回復すると言われています。

図㊽

脳動脈瘤の破裂

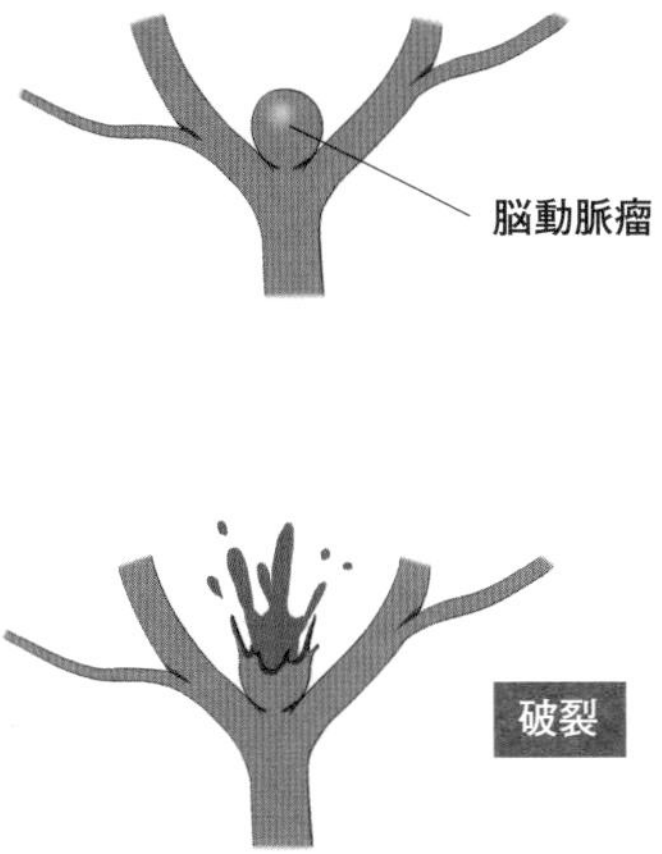

風船のように膨らんだ状態で破裂していない脳動脈瘤を「未破裂脳動脈瘤」と呼びます。

未破裂脳動脈瘤は、無症状で、頭痛等もありません。しかし一度破裂してしまうと極めて深刻です。

一度破裂してくも膜下出血を起こした脳動脈瘤は再出血しやすいです。一度目の出血で命を取り留めても、二度目の出血では死亡する確率が高く、重い後遺症が残り、非常に重篤な結果になる可能性が高くなります。

そのため、破裂する危険性が高いと判断された未破裂脳動脈瘤や、一度破裂した脳動脈瘤は、できるだけ早い治療が必要です（第1章の質問10も参照してください）。

質問2　ＡＶＭと脳動脈瘤の関係について教えてください。

ＡＶＭと診断された患者さんの10人に１～２人は、脳動脈瘤を合併すると言われています。

合併する脳動脈瘤の原因は、ＡＶＭの異常な血流（血液の量やスピード）が大きな要因であると考えられています。

質問3　ＡＶＭと脳動脈瘤が合併している場合の治療方針について教えてください。

動脈瘤を合併していると、ＡＶＭの出血率が高くなります。

合併例では生涯出血率が１００％だったとする報告もあります。ＡＶＭと脳動脈瘤が合併している場合は、できるかぎり積極的に治療をするべきです。

治療方針は、脳動脈瘤がどこにあるかによって変わります。

①流入動脈に関連がある動脈瘤。
②ナイダス（異常な血管の塊）にできる動脈瘤。
③流入動脈に関連のない動脈にできる動脈瘤。

合併する確率でいうと、①の流入動脈に関連するものが最も多く、ＡＶＭの患者さんの10人に１人が合併していたとする報告があります。②はおよそ50人に1人、③はさらに少なくなっています。

ＡＶＭと合併する脳動脈瘤が①または②の場合、予後が悪くなると言われています。出血を起こしたＡＶＭの場合、75〜80％で①のタイプの動脈瘤を合併し、約8％で②のタイプの動脈瘤を合併するとの報告があります。

特に血流量が多く流れの速いＡＶＭやスペッツラー・マーチン分類のグレード4またはグレード5のＡＶＭでは①のタイプの動脈瘤を合併しやすく、合併していると出血する危険性が高くなります。

③の動脈瘤を合併することは少ないです。③のタイプの動脈瘤は、流入動脈とは関わりがないため、ＡＶＭと合併していても危険性に相関関係はありません。

【治療方針】

・ＡＶＭと脳動脈瘤がともに未破裂の場合

ＡＶＭと①の流入動脈の動脈瘤が両方ともに未破裂であり、ＡＶＭの摘出術を先行すると手術中や手術直後に動脈瘤が破裂する危険性が高いと判断された場合は、動脈瘤の治療を先に行います。

しかし①の流入動脈の動脈瘤の場合、先にＡＶＭを摘出すると動脈瘤は自然に消失することもあります。

・出血が起きた場合

出血によって発症した場合は、まずＡＶＭか動脈瘤か、どちらが破裂して出血したのかを確認します。そして、破裂した方から治療します。

どこから出血したかは、ＣＴや血管造影によってすぐ分かる場合と、判断が難しい場合があります。検査結果から判断できない場合は、ＡＶＭと脳動脈瘤のそれぞれが持つ破裂の危険因子を比較し、どちらの出血リスクが高かったのかを経験をもとに判断します。

出血源が①の流入動脈の動脈瘤の場合は、まず動脈瘤の治療を優先し、同時に（あるいは改めて）ＡＶＭの治療を行います。

出血源が②のナイダス内の動脈瘤の場合は、動脈瘤とともにＡＶＭを摘出します。

出血源が動脈瘤と無関係でＡＶＭ自体（ナイダス）ならば、ＡＶＭのみを治療する場合と両方同時に治療する場合があります。

・動脈瘤がＡＶＭと関係ない血管上にある場合

ＡＶＭの流入動脈と関係のない場所にある③の動脈瘤については、どちらも影響を受けないので、治療も別々に対処します。

・ＡＶＭをガンマナイフで治療する場合

ＡＶＭと動脈瘤が合併している場合、ＡＶＭにガンマナイフ治療を行うと、動脈瘤が破裂する確率が４〜８倍上昇すると言われます。先に動脈瘤の治療を行います。

図㊾

脳動脈瘤の治療

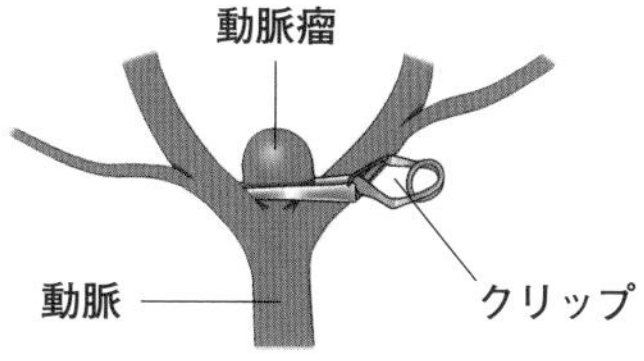

クリッピング術

チタン製のクリップを動脈瘤の根元にかけ、動脈瘤への血流を遮断する手術です。

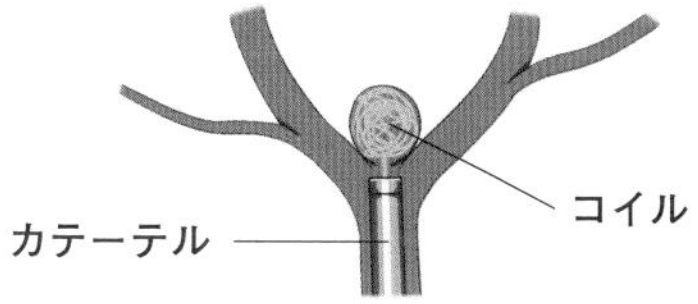

コイル塞栓術

カテーテルを使い、コイルを動脈瘤の中に詰めて血流を遮断します。

第13章　後遺症とリハビリテーション

質問1　ＡＶＭから出血した場合、どのような後遺症が残るのですか？

ＡＶＭが出血すると頭蓋内に広がった血液は、脳細胞を破壊していきます。溢れ出した血液が血腫となり、周囲の脳を圧迫します。

脳が腫れて（脳浮腫）、脳の他の部分がさらに圧迫され、ダメージを受けます。

出血によって脳の一部がダメージを受けると、その部分の機能が失われます。運動を司る部分が損傷すると手足に麻痺が出ます。言葉を司る部分が損傷を受けると、言葉を上手く喋れなくなったり理解できなくなったりします（失語）。

質問2　脳の中で出血した後にどのような症状が出てくるのか、またどれくらい重い症状が出てくるのかは、どのように決まるのですか？

出血した場所や範囲によって異なります。

人間の脳は、その部位ごとにそれぞれ異なる機能を分担しています。その機能は大きく3つに分けられます。

①生命維持に欠かせない機能……呼吸、心臓の動きなど。
②動物としての基本的な機能……運動、感覚、視覚など。
③人間特有の高度な機能……判断、言語、計画、創造、行動や感情のコントロールなど。

出血によりダメージを受けた場所が、この3つのうちどれに該当するのかによって、症状は異なります。

もしも、①の生命維持の機能の部位（脳幹）が破壊されると、命にかかわる場合があります。
②の基本的な機能の部位がダメージを受けると、麻痺や感覚が障害される、飲み込みが悪くなったりろれつが回らず喋りにくくなる、視力が落ちたり視野が狭くなる、などの症状が出る可能性があります。
③の高度な機能を担う部分が破壊されると、「高次脳機能障害」と呼ばれる症状が起きます。
例えば、見えているのに見たものが何なのか分からない、音は聞こえているのに聞いたことばを理解できない、歩くことはできるのに目的地に行くことができない、計算ができない、などの症状です。日常生活や社会生活に大きな支障をきたす可能性があります。

それぞれの症状の重さは、出血した場所や範囲により異なります。

一般的に、出血した範囲が大きいほど、後遺症の出る確率は高くなり、症状も重くなります。

質問3 高次脳機能とはどのようなものですか？

高次脳機能とは、判断、言語、計画、創造、行動や感情のコントロールなどの人間特有の高度で複雑な機能のことをいいます。

人間の体の各種の感覚、運動、生命維持の機能は、生物としての基本的な機能です。多くの動物も人間と似たような機能を持っています。

それに対して、人間は、全身の感覚器から集まってくる様々な情報を統合・分析し、ときには感情を伴って、計画的に行動します。また、それらを記憶して、想像を膨らませることができます。

高次脳機能は特定の機能を指したものではありません。人間らしさを決定する高度で複雑な機能のことです。

高次脳機能は、大脳皮質の連合野が司っています。

質問4 連合野とはどのようなものですか？

連合野とは、大脳皮質の感覚野と運動野以外の部分のことです。連合野は脳の他の部位が分担する情報を統合する働きがあり、人間で特に発達している機能です。

連合野の中でも、司令塔といえるのが、前頭葉にある前頭連合野です。

前頭連合野は、側頭連合野や頭頂連合野などから情報を集めてそれを統合し、複雑な思考、判断、社会的行動、人格、創造性などを担います。

前頭連合野の重要な機能のなかで注目すべきなのが、実行機能（遂行機能）です。これは、目標を決め、その目標を達成するためにどうするべきなのかを考えて、行動を起こしていくという機能です。この機能が障害を受けると、判断力・意欲がなくなる、計画性がなくなる、行動のコントロールが効かなくなる、などの症状が出ます。

また前頭連合野は、人格を決め、情動のコントロール、社会性なども担います。したがって、前頭連合野が障害を受けると、無計画、無責任、怒りっぽくて短気、などの人格になってしまいます。

図㊿ **前頭連合野の位置と働き**

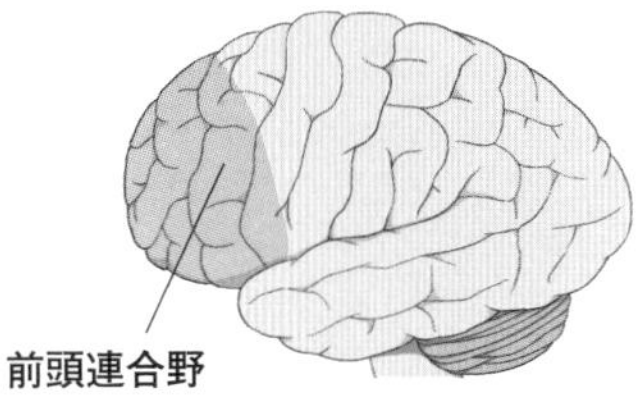

人間で最も発達した部位であり、脳の最高中枢。複雑な思考、判断、社会的行動、人格、創造性などを担います。

図㉛ **高次脳機能とは**

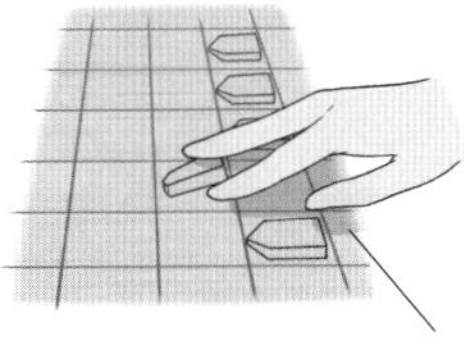

判断、言語、計画、創造、行動や感情のコントロールなど、人間らしい高度で複雑な機能のことをいいます。中でも目標を定め、その目標を達成するためにどうするべきなのかを考えて、行動を起こしていくという実行機能が注目されています。

図㉜ **高次脳機能障害の例**

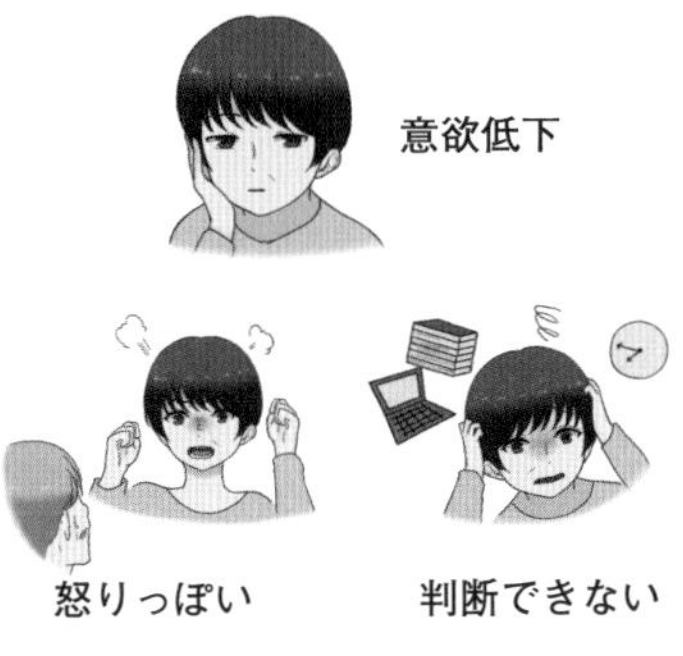

質問5

失われた脳の機能は、リハビリテーションによってどのように取り戻すことができるのですか?

脳の細胞の中で、情報の伝達を行っている細胞は「神経細胞」です。

私たちの脳には１０００億個以上の神経細胞があると言われています。

１つの神経細胞は、神経細胞体と突起に分けられます。突起は、１本の長い軸索と短い樹状突起の2つがあります。軸索は神経細胞体で生じた興奮を末梢の方向（遠心性）に伝える線維です。樹状突起は他で生じた興奮を受け取る（求心性）ための線維です。一般的に、神経線維といった場合は軸索だけを指します。軸索は１本しかありませんが、樹状突起は0から数本と様々です。ニューロンとは、１つの神経細胞と飛び出している突起全てを合わせたものです。１つのニューロンと他のニューロンのつなぎ目は、シナプスと呼ばれます。

また、神経系はニューロンだけでできているわけではありません。ニューロンの支持、栄養、代謝などを行うグリア細胞（神経膠細胞）が存在しており、数は神経細胞の10倍以上に及ぶとされます。グリア細胞の一つに乏突起膠細胞があり、軸索にロールケーキのようにぐるぐる巻き付いています。乏突起膠細胞でぐるぐる覆われた軸索（線維）を有髄神経といいます。乏突起膠細胞は髄鞘を形成し、髄鞘は絶縁体の役割をします。有髄線維は、無髄線維のおよそ10倍のスピードで刺激を伝導することができます。早く刺激を伝導しなければならない脳は有髄神経の形態をとっています。

脳の一部が破壊されると、その部分にある神経細胞のネットワークが損なわれ、電気信号が伝わらなくなります。その部位の機能が失われるということです。

人間の体には、ダメージを受けても回復できる部分と、できない部分があります。例えば骨折したとしても、正しく固定しておけば数ヶ月で再びつながります。皮膚も、新しい細胞と入れ替わって再生します。
しかし、脳の神経細胞には分裂や増殖をする能力が乏しいため、壊れた神経細胞は再生しにくく、失った機能は回復しにくいと考えられています。

図㊸

神経細胞

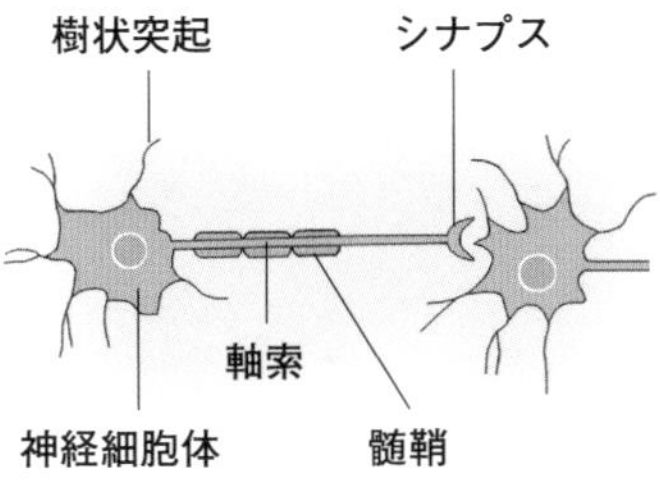

神経細胞同士がネットワークを作り、電気信号を送ることで様々な情報や物質を交換しています。私たちが刺激によって痛みを感じたり、それに対して反射的な動作をするのは、神経細胞同士がものすごい速さで電気信号を伝達しあっているからなのです。

質問6 壊れた細胞が再生しないのなら、リハビリテーションはどういうことをするのですか？

脳の神経細胞は、一旦壊れると再生しません。

しかし、脳が壊れたことでできなくなったことを繰り返し訓練して脳を刺激すると、破壊されていない別の部分に新たな神経の回路ができます。そして、破壊された部分の機能を代わりに行うようになります。

例えば、指を動かす神経細胞が壊れても、指を動かす訓練を繰り返すと、もともと「手首」を動かす命令を出していた神経細胞が指を動かす命令を出すようになります。

本来の仕事ではありませんから最初はぎこちなくて、なかなか上手に命令は伝わりません。それでも何度も繰り返すうちに、少しずつ上達して、指が動かせるようになります。

脳が持っているこのような変化する能力（脳の可塑性）を引き出すのが、リハビリテーションです。リハビリテーションによる適切な訓練は、脳の機能回復を促進し、サポートします。

一般的に、失われた機能の回復が見られるのは、症状が出てから６ヶ月以内と言われています。

発症から時間が経つほど回復の度合いは小さくなるとされていますので、できる限り早くリハビリを開始することが何よりも大切です。

質問7　リハビリテーションの目標は何ですか？

リハビリテーションの目標は、次の２つです。

①失われた機能を回復すること。
②残された機能を最大限に活かして日常生活に戻ること。

例えば、右利きの患者さんの右手に麻痺が出てしまったと想定します。

リハビリテーションは、適切な運動や訓練によって、脳の持つ自然の回復力を助け、より早く、より元の状態近くまで右手が使えるようになることを目指します。

もし右手が発症前の状態まで回復しないのであれば、訓練によって、反対の手である左手の機能を強化し、字を書いたりお箸を使ったりできるようにします。

脳がダメージを受けて破壊された細胞は元に戻りません。しかし、リハビリテーションを行うことで、失った機能を取り戻すことは不可能ではありません。

質問8　リハビリテーションは、できるだけ早く始める方が良いのですか？

失った脳の機能を回復するためには、発症してからできるだけ早く適切なリハビリテーションを始めることが重要です。リハビリテーションの開始が早ければ早いほど機能の回復が良いと言われています。

リハビリテーションは、発症からの時間の経過を考慮した、次の3つの時期に分けられます。それぞれの時期によって目的と内容が違います。

①急性期リハビリテーション
②回復期リハビリテーション

③生活期（維持期）リハビリテーション

質問9 急性期・回復期・生活期のリハビリテーションは、それぞれどのようなものですか？

（1）急性期リハビリテーション

発症直後から、数週間程度の間に行うのが急性期リハビリテーションです。

患者さんの容態が安定していれば、出血発症の当日からでもリハビリテーションを始めます。まだ意識がほとんど回復せず、自分では動けない状態でもリハビリは治療とともにスタートします。

最初は、病室のベッドの上やその周りで、手足の関節を動かすことから始めます。

これは、麻痺の改善を促すと同時に、関節の拘縮や筋肉の萎縮を予防するためのものです。

（2）回復期リハビリテーション

幸い急性期に症状が落ち着き、後遺症も少なく、日常生活に戻れるまでに回復した患者さんは、そのまま退院して自宅に帰ることができます。

しかし、運動や言語、嚥下（物を飲み込むこと）などに障害が重く残っていてリハビリテーションの継続が必要な場合は、回復期リハビリテーションが行われます。

回復期のリハビリテーションでは、家庭復帰や社会復帰が目標です。退院後の日常生活を想定し、障害が残っている機能の回復、日常生活で自立できることを目指します。

回復期には、以下の３つの種類のリハビリテーションがあります。一人一人の後遺症の種類や程度を考慮し、これらを組み合わせて積極的にリハビリテーションを行います。

①理学療法
②作業療法
③言語聴覚療法

①理学療法

「起き上がる」「寝返りをうつ」「立つ」「座る」など日頃行う基本的な動作と、歩行訓練など運動機能のリハビリテーションを中心に行います。理学療法士（ＰＴ）が担当します。

②作業療法

「着替える」「入浴する」「食事をする」などの日常動作が自分でできるようになることを目指し、応用的な動作や作業の訓練を行います。作業療法士（ＯＴ）が担当します。

③言語聴覚療法

「言葉を発する」「言葉を聞き取る」「物を飲み込む」などの障害に対し、機能の改善を目指した訓練を行います。

言語聴覚士（ＳＴ）が担当します。

急性期の後も継続してリハビリテーションが必要な場合は、可能な限り早期に、積極的なリハビリテーションができる回復期リハビリテーション病院（病棟）へ転院（転棟）することが重要です。

（３）生活期（維持期）リハビリテーション

回復期リハビリテーションを終えて自宅などに戻ると、次は生活期（維持期）リハビリテーションを行います。それまでのリハビリテーションで取り戻した機能を維持しながら、日常生活での自立や社会復帰を目指します。

退院後にリハビリを怠ると、それまでに回復した機能も再び低下します。

リハビリテーションで練習した動作を日常生活にも積極的に取り入れ、可能な限り発症前と同じような生活ができることを目指すのが生活期リハビリテーションです。

リハビリテーションには終わりはなく、継続していくことが大事です。

質問10　リハビリテーションができる期間は決まっているのですか？

リハビリテーションは、医療保険制度と介護保険制度のもとで行われています。

実施時間と期間が定められていて、脳出血による後遺症の場合、回復期リハビリテーション病院（病棟）に入院できるのは、最も長い期間で１５０日間です。高次脳機能障害のある重症の場合では、最長で１８０日間です。

質問11 実際、リハビリテーションによってどれくらいまで回復するのですか？

脳のダメージによって失われた機能を完全に取り戻すのは簡単ではありません。回復までの過程や期間はダメージを受けた場所や程度、後遺症の種類や重症度、患者さんの年齢などによって異なります。

例えば、手足の麻痺の状態が同じ2人の患者さんが同時に同じリハビリテーションを開始しても、その2人が最終的に同じ状態まで回復するとは限らないのです。機能の回復の要素は、リハビリテーションだけではありません。

しかしながら、発症後なるべく早期にリハビリテーションを始めること、回復期に積極的にリハビリテーションに取り組むこと、日常生活の中で根気よくリハビリテーションを継続することは、脳の機能の回復にとって極めて大切です。

第14章 日常生活での注意

質問1 ＡＶＭと診断されていますが、タバコは吸っても良いですか？

禁煙してください。喫煙は、治療をする前、治療の後、どちらの場合においても脳の血管に動脈硬化などの悪影響を及ぼします。脳血管障害の発症の原因になります。

質問2 飲酒はしても良いですか？

毎日の飲酒は頭痛やてんかんを引き起こす恐れがありますので、過度の飲酒は控えた方が良いです。

質問3 睡眠不足が続いていますが、大丈夫ですか？

睡眠不足は、頭痛やてんかんを引き起こす恐れがあります。十分な睡眠を心がけてください。

質問4　食生活で気を付けることはありますか？

特に制限はありません。

ただし、高血圧や糖尿病などの持病がある方は、治療を継続してください。高血圧は出血のリスクを高めますので注意してください。

バランスの取れた食生活を心がけ、体に過度の負担はかけないようにしてください。

質問5　AVMの治療後、軽い後遺症が残っていますが、仕事でどうしても自動車の運転が必要です。自動車の運転をしても大丈夫ですか？

自動車の運転をして良いかどうかは、公安委員会が判断します。運転免許センターで適性検査が実施され、それに基づいて判断されます。

当院では、自動車の運転を希望される場合、認知機能や空間認知のリハビリテーションを強化するとともに、運転技能の評価制度に基づく評価も行っています。

質問6　AVMがあると診断されています。けいれん発作を何度か起こしました。自動車を運転しても大丈夫ですか？

けいれん発作が初めての場合、医師の指示に従ってください。指定された期間は自動車の運転を控えてください。

2回目以降のけいれん発作の場合はてんかんの可能性があり、最後の発作から少なくとも2年間の運転禁止が義務付けられています。公安委員会が運転再開について判断する基準では、覚醒中に意識または運動が障害される発作が2年間ないこと、が必要な条件とされています。2年間発作がない場合は、運転の再開を公安委員会に申し出ることができます。

質問7　スポーツをしても大丈夫ですか？

ウォーキングのような軽い運動は問題ありません。

しかし、その他のスポーツなどについては、主治医に相談してください。

AVMと診断された場合、血圧の上昇に注意が必要です。血圧を上昇させるようなスポーツは避けてください。避けるべきスポーツは、ランニング、ウェイトリフティング、坂道での自転車運転、野球、テニス、サッカー、ラグビー、陸上、バスケットボール、バレーボールなどです。

AVMの摘出手術が終了して完治したならば、心臓や肺へのある程度の負担は問題ありません。

しかし、頭部に衝撃が加わるスポーツは避けてください。正常な頭蓋骨とは違い、一度開頭した頭部は、衝撃に弱いです。

次のようなスポーツは避けるべきでしょう。

①接触プレーのあるスポーツ

ボクシング、柔道、ラグビー、アメフト、相撲、剣道など。

②衝突する危険が高いスポーツ

アイスホッケー、サッカーなど。

③思いがけず頭を打つ可能性のあるスポーツ

野球、ゴルフ、バレーボール、陸上競技など。

質問8　飛行機に乗っても大丈夫ですか？

血管内治療、ガンマナイフ治療後の患者さんは問題ありません。

開頭手術後の患者さんは、気圧の影響を受けやすいため、手術後6ヶ月程度は控えた方が良いとされます。

当院には海外から手術のために来日する患者さんもたくさんいます。退院後は飛行機で帰国しますが、問題は起きていません。

質問9

ＡＶＭと診断されてから、頭痛が起きることがあります。頭痛のたびに心配になるのですが、どういう頭痛に注意すれば良いですか？

ＡＶＭと診断されている患者さんの場合、注意すべき頭痛があります。

呼びかけに応じない、興奮状態になっているなどの意識障害を伴う頭痛や、手足の麻痺、言葉が分からない、言葉が上手く出ない、などの症状を伴う頭痛、いつもと違う激しい頭痛は注意が必要です。

そのような頭痛は、ＡＶＭが出血した可能性があります。すぐに医療機関を受診してください。

頭痛の種類は軽いものから激しいものまで様々ですが、突然起こって継続している頭痛には注意してください。

第15章　病院や医師の選び方

質問1

ＡＶＭと診断されました。
豊富な治療経験のある先生に治療してもらいたいと考えています。
病院を選ぶときに、気を付けることはありますか？

ＡＶＭには３つの治療法（開頭摘出手術・血管内治療・ガンマナイフ）があります。

これらはそれぞれ単独で行われることもありますが、より良い治療結果を得るために、複数の方法を組み合わせて治療することが多いです（集学的治療）。

病院を選ぶときは、３つの治療法を全て行える設備と専門の医師がいて、症例数と治療実績が多いことが、一つの基準となります。

最も確実な治療法である開頭摘出手術については、少なくとも１００件から２００件の治療経験のある執刀医を選ぶことが最も大事です。

ＡＶＭの開頭摘出手術は、後遺症が残る可能性のある大変難しい手術です。ときに思いがけない緊急事態が起きることもあります。ＡＶＭの手術を多く執刀し実績を積んだ医師は、そのような事態も想定内のこととして対処する知識、技術、そして経験を持っています。また緊急事態を避ける工夫も心得ています。

現在は、多くの病院はホームページで治療実績を公開していますので、全国の病院や医師について、インターネットで情報を得ることができます。

また、全国の病院のランキングなどの情報を掲載した出版物も、定期的に発行されています。それらを参考に豊富な経験と実績を持った医師のいる病院を選ぶのが良いと思います。

ただし、インターネットや出版物の情報は、確実なものばかりであるとはいえませんので、医師と直接話をすることを勧めます。

ＡＶＭは、およそ10万人に1人しか発見されない、非常にまれな病気です。

担当される医師の治療方針が、最も良い治療法であるのか、迷うこともあるかもしれません。

その場合は、他の病院の別の医師に意見を求めるのも一つの方法です。「セカンド・オピニオン」と呼ばれる方法です。

質問2 ＡＶＭと診断されたのですが、1つの病院だけでなく、他の病院も訪問し、他のドクターにも相談してみたいと思います。どのようにすれば良いですか？（セカンド・オピニオン）

まず現在の担当医師の説明をよく理解して、別の医師に聞きたいことをきちんと整理してください。

セカンド・オピニオンを受けるには、つぎのような手順で進めると良いと思います。

①現在の担当医師に病気や治療についての説明をしてもらい、よく理解する。

②セカンド・オピニオンを受ける目的をもう一度確認する。

③現在の担当医師にセカンド・オピニオンの希望を伝え、紹介状や検査データなどの資料を用意してもらうよう伝える。

④セカンド・オピニオンを聞きたい医師のいる病院を探して、相談の予約をする。

⑤聞きたいことをもう一度整理して、セカンド・オピニオンを受けに行く。

⑥持ち帰った結果を現在の担当医師に伝えて、今後の治療方針を再度検討する。

⑦治療を受ける病院と医師を決める。

図54

セカンド・オピニオン

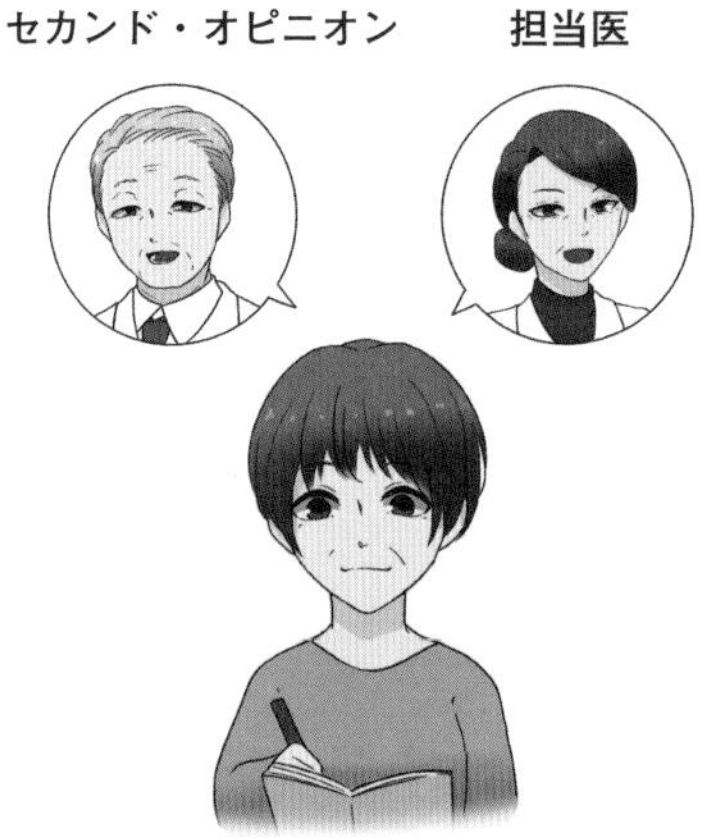

担当医の説明をよく理解し、セカンド・オピニオンに聞きたいことを整理します。セカンド・オピニオンを受けた後は担当医に結果を報告して、今後の治療方針を再度検討しましょう。

質問3

セカンド・オピニオンを受けたいのですが、現在の担当医師に失礼ではないですか？　先生との関係が悪くなって、きちんと治療してくれなくなったら困ります。どうすれば良いですか？

現在の担当医師を前にしてセカンド・オピニオンの相談をするのは、勇気がいるかもしれません。ですが、自分でも病気についてきちんと理解したいこと、なるべくたくさんの情報を集めて納得した上で治療を受けたいことを担当の医師にきちんと伝えるのが良いと思います。

富永病院にもセカンド・オピニオンを求めて受診する患者さんは多いです。納得した上で治療を開始できることは、患者さんのためにも治療に当たる医師にとっても大切なことですので、遠慮なく相談した方が良いと思います。

第16章　再生医療とゲノム医療

質問1　再生医療で傷ついた脳を治すことはできるのですか？

「一度損傷した成体哺乳類の中枢神経系は再生しない」という概念が、一般常識として受け入れられてきました。しかし、１９９０年代初期から神経系細胞をはじめとする種々のドナー細胞の研究が開始され、成体脳において新しい神経細胞が生まれてきているという神経新生（neurogenesis）が再発見されました。特に神経幹細胞やＥＳ細胞（embrionic stem cell：胚性幹神経）などの幹細胞を用いた基礎研究が展開されてきました。

●脳梗塞に対する再生医療の歴史

脳卒中が他の疾患と比較して治療困難となる原因として、一旦障害された脳組織を再生させる治療が確立されていないことが挙げられます。脳卒中、特に脳梗塞に対する初期の神経移植の研究では、脳組織片や胎児組織の移植が行われていましたが、良好な結果は得られませんでした。１９９８年、米国で脳梗塞に対する細胞治療の臨床研究が行われました。この試験では、ヒトの奇形がん腫から作製した細胞株（ｈＮＴ細胞株）を12人の慢性期脳梗塞の患者さんに移植し、約半数の患者さんで、神経症状とＰＥＴ検査における脳代謝の改善が得られています。さらに、移植後27ヶ月後に心筋梗塞で死亡した患者さんの解剖所見では、移植した細胞は脳内に生着し、機能していたと報告されています。また、韓国では脳梗塞の患者さんに対して間葉系幹細胞を用いた臨床研究が行われました。培養・増殖した細胞を移植したところ、ＭＲＩで脳萎縮の防止と、行動学的検査で治療効果が認められたと報告しています。

近年では人工多能性幹細胞（ｉＰＳ細胞：induced pluripotent stem cell）もよく知られており、臨床応用が進められています。ＥＳ細胞は万能性がありますが、倫理的問題があり、免疫拒絶反応の問題があります。ｉＰＳ細胞は万能性で倫理的問題がなく、免疫拒絶も低いとされます。しかし、腫瘍化の問題が残されています。その中でも、骨髄由来の間葉系幹細胞は特に神経再生作用の強い細胞群とされており、静脈注射のみでも脳梗塞に対して著明な治療効果が認められています。分化の制限はありますが、免疫拒絶もなく、倫理的問題もありません。

●骨髄間葉系幹細胞の治療メカニズム

脳梗塞に対する骨髄幹細胞の治療メカニズムはいくつか推測されています。大きく分けて、①サイトカイン（細胞を保護したり、修復したりする作用を持つ物質）による神経栄養・保護作用、抗炎症作用、②血管新生作用（脳血流の回復）、③神経再生（神経系細胞への分化）、損傷軸索の再生や新たな軸索発芽によるシナプス再形成（神経回路の再構築）、の3つがあります。他に④移植細胞の病巣への集積（ホーミング現象）、⑤脱髄（髄鞘が破壊されることです。脱髄が起こると情報の伝達が遅れたり、伝達が途中で止まります。第13章の質問5を参照してください）の減少と脱髄軸索の再有髄化、⑥血液脳関門の安定化、なども挙げられています。

それぞれ治療効果が出現する時期が異なっていると推測されています。①のサイトカインによる神経栄養・

保護作用は、骨髄幹細胞が産生する液性因子が脳梗塞に直接作用するので作用時期は極めて早いとされます。移植された細胞は必ずしも脳に生着する必要がなく、他の部位に生着しても液性の作用で効果が期待できます。このため「再生医療」に代わり「細胞治療」と呼ばれることもあります。②の血管新生作用は、投与（移植）のおよそ３日後から始まり１週間後には脳血流の回復が明らかに認められるようになります。③の神経再生作用は、１週間後から著明になり、少なくとも数ヶ月にわたって次第に増加していきます。

このように幹細胞治療の効果は、時間的にも空間的にも多段階的に発揮されるため、１回の投与で高い効果が期待されます。ほとんどの患者さんで麻痺の改善が投与後（移植後）数日以内に見られます。ＭＲＩでの脳浮腫の縮小も短期間で見られます。

投与後（移植後）早期に見られるこの現象は、主に移植細胞が分泌するサイトカインの作用によるものとされています。移植細胞は病巣へ集積し（ホーミング現象）、局所のサイトカインレベルを短時間で上昇させるとされます。

血管新生による脳血流の回復のメカニズムは２つの機序が推測されていて、移植細胞が血管新生因子を分泌している可能性と、移植細胞自体が血管内皮に分化して新たな血管を形成している可能性です。神経再生の機序も２通り推測されていて、移植細胞が神経新生を促進している可能性と、移植細胞自体が神経細胞やグリア細胞に分化している可能性です。グリア細胞とは、ニューロンの支持、栄養、代謝などを行っており、神経膠細胞とも呼ばれます。これらにより、脳皮質機能の再マッピング、神経活動の再分布、生存している回路の再配線などが行われ、脳の可塑性に寄与していると考えられていて、機能を回復させることが期待されます。

●自家骨髄間葉系幹細胞も用いた再生医療の実際

患者さん本人から少量の骨髄液を採取し、骨髄間葉系幹細胞を抽出・培養・増殖させて、点滴で静脈内投与します。患者さん自身の幹細胞を用いますので医学的（感染症、免疫拒絶反応）・倫理的な問題が少ないです。骨髄液の採取は局所麻酔下に10分程度ですし、投与も点滴で30分程度です。患者さんの負担はとても少ないです。

●再生医療の未来

再生医療の研究成果は目覚ましく、２０１８年に札幌医科大学の研究から世界初の脊髄損傷治療薬が誕生しました。脊髄損傷も脳卒中と同じように、手足の麻痺など重度の神経障害が残ります。ところが再生医療（幹細胞治療）を受けた患者さんの中には、病院のベッドで寝たきりだった状態から自分の足で歩いて退院するまでに回復したケースがあります。

再生医療は認知症や、パーキンソン病、そして、ＡＶＭが原因で起こった脳出血や脳梗塞の後遺症も治療できる可能性があります。

当院では２０１６年より札幌医科大学医学部附属フロンティア医学研究所神経再生医療学部門の再生医療研究に参加し、患者さんの治療を行っています。

図㊺

幹細胞の様々な治療効果

	これまでの薬	再生医療
症状の例	頭痛	手の麻痺
治療薬	痛み止め	幹細胞
	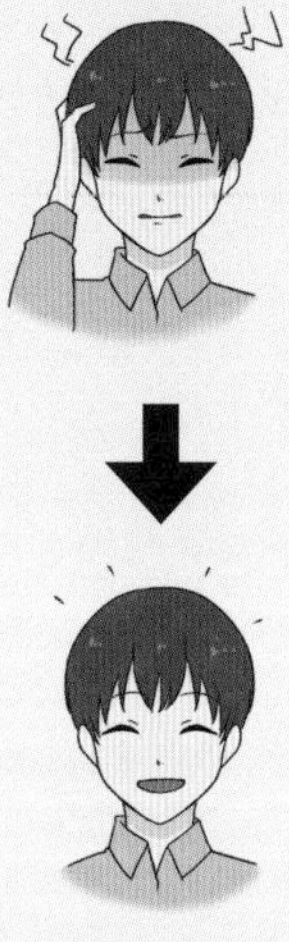 単純な効果	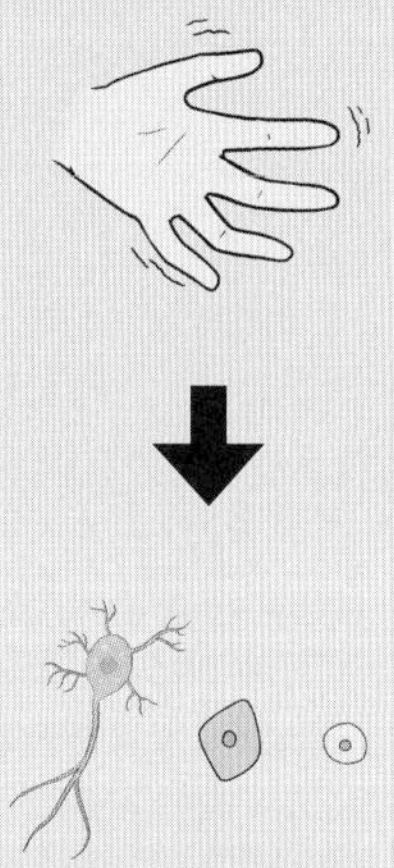 細胞自身が傷ついた神経組織に集まり多様な治療効果を発揮する。

質問2 ゲノム医療とは何ですか？

ゲノム医療とは遺伝子（ゲノム）を解析して、疾患に関連する遺伝子を明らかにし、診断や治療に役立てる医療のことです。

「遺伝子」とは、人間の身体を作る設計図にあたるものです。人間の身体は、約60兆個の細胞からなっていますが、遺伝子は、細胞一個一個の中の「核」に入っています。こうした非常に大事な役割を持つ遺伝子の違いは様々な病気の原因になります。脳神経外科領域の疾患は遺伝子の変化によって引き起こされる可能性が高いと考えられています。

例えば、ＡＶＭでは家族性だけでなく散発性であっても、ＫＲＡＳ、ＳＭＡＤ遺伝子などの変異が高い確率で関わっていることが近年明らかになってきました。ＡＶＭがどのように発生するかはまだまだ議論がありますが、この数年でもＡＶＭの病因のみならず病態の解明が進んできています。最近では新生ＡＶＭが予想以上に多いことが分かってきており、今まで先天性と考えられていたＡＶＭの一部は後天的に発生している可能性が示唆されています。これは「新生ＡＶＭの背景因子は通常のＡＶＭとあまり変わらない」という遺伝子解析により得られた新たな重要な知見です。小児のＡＶＭは完全摘出されても再発が10％程度で認められると報告されています。成人のＡＶＭでは摘出後の再発は通常見られないので、遺伝子解析が進めばその原因も近い未来に解明されるかもしれません。

血液や手術によって摘出された組織より遺伝子を取り出し、疾患の原因に関与すると考えられる遺伝子を特定し、その働きについて幅広く調べることで、病気の原因を究明し、病態をより正確に理解し、診断精度の向上や新たな治療法の開発につなげることが現実になりつつあります。当院では東京大学大学院医学系研究科脳神経医学分野脳神経外科学研究室とＡＶＭの遺伝子解析（ゲノム解析）の共同研究を行っています。

●遺伝子を手術する

まだ研究段階ですが、病気の原因となる遺伝子を働かないようにしたり、正常な遺伝子に置き換えたりして治療するゲノム編集が注目されています。遺伝子を直接治療することから、遺伝子の手術とも呼ばれるこの治療法は、白血病などの治療に応用する研究が活発になっています。

ＡＶＭに固有の遺伝子が特定されれば、遺伝子を手術することでＡＶＭの治療を行うことができるかもしれません。

図 ㊻

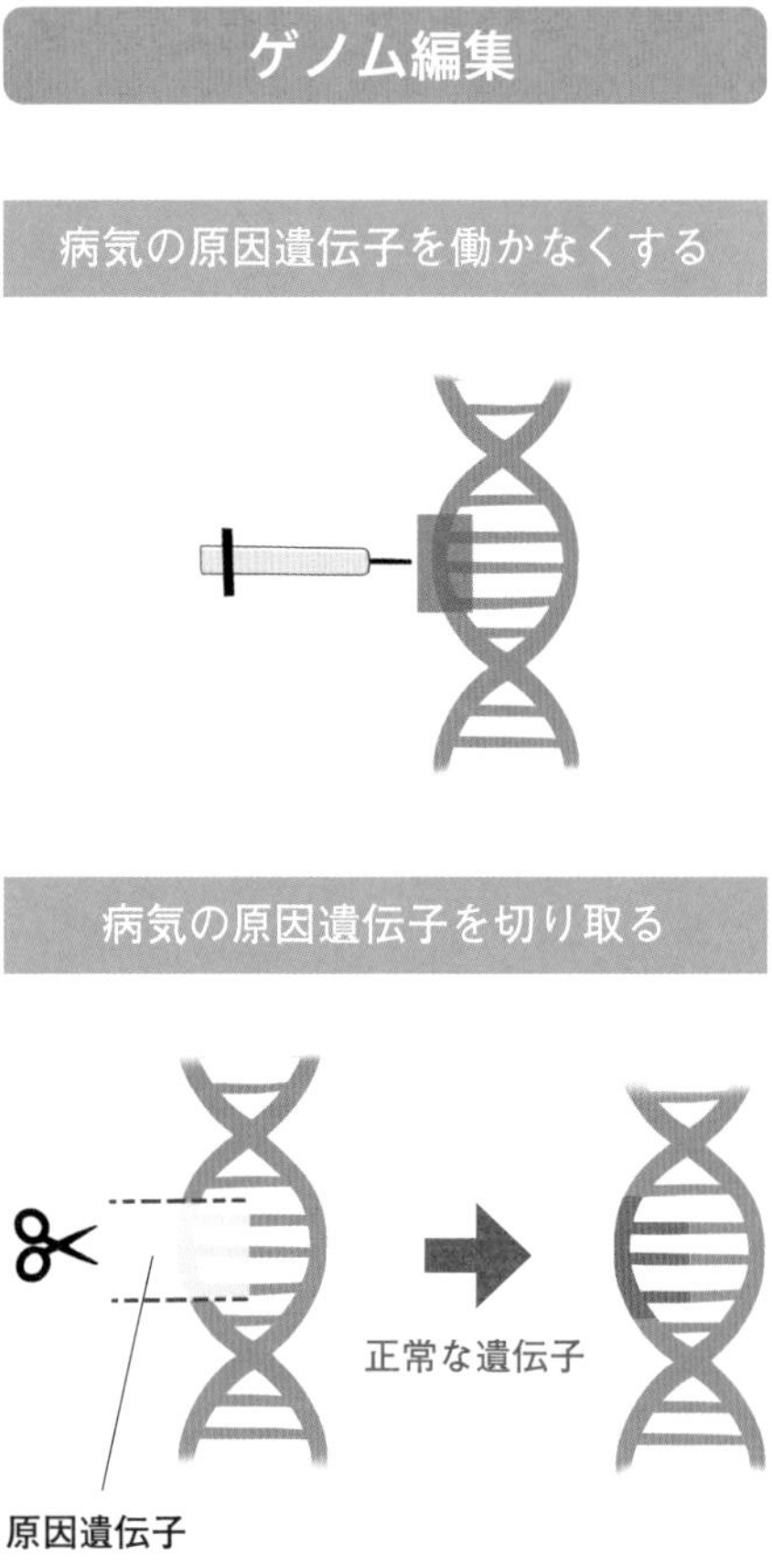

病気の原因となる遺伝子を切り取って、
正常な遺伝子に置き換える。

第17章　患者さんからの相談

問い合わせと回答　体験談

【患者さんの母親からの手紙】

拝啓

本日はお尋ねしたいことがあり、お手紙を差し上げました。

長女の○○が仕事中に、突然頭痛で倒れました。

緊急で入院して検査を受けましたが、脳動静脈奇形（ＡＶＭ）と診断されました。

おそらく生まれつきの血管の異常で、そこから出血してしまったとのことです。今後、治療が必要とのこと。

頭のことなので、できる限り調べてどんな治療を受けるのが良いのか決めたいと考えております。

突然のことで相談相手もおらず、途方に暮れておりましたが、インターネットで検索したところ、富永病院の名前を見つけました。

長女の○○は23歳で、まだ予定はありませんが、結婚、妊娠、出産を望んでいます。

この病気のせいで結婚や出産を諦めなければならないのですか？

敬具

【医師からの手紙】

お手紙拝見しました。

ご担当の先生が書かれた診療情報提供書にもとづき、現在の○○様の病状をお伝えいたします。

まず、これまで同じ病気に罹られた多くの患者さんの治療実績などから、治療にあたって考慮するべき点がいくつかあります。

①出血で病気が分かったこと

ＡＶＭは生まれつきの病気です。この病気を持っていると、ＡＶＭから出血する危険性があります。

また、一度出血してしまうと、再び出血する危険性は高くなります。特に出血した直後は極めて危険です。

②年齢が若いこと

たとえ脳に損傷があったとしても、若い方の脳には、特別な回復力があります。

一方で、高齢者と比べると、余命が長い分、将来出血する可能性は高くなります。

③妊娠、出産が予想される女性であること

一般的に、妊娠・出産は、ＡＶＭの再出血の危険を高めると言われています。

次に、○○様のＡＶＭについて、特徴を申し上げます。

①ナイダス（ＡＶＭの特徴である、異常な血管の塊）の形が、丸い球のようにまとまっていること。そして、奇形であるＡＶＭと、その周りの正常な脳の組織との境界線がはっきりしていること。

これは手術をするときに、ＡＶＭに近づきやすく、取り出しやすいといえます。

②ＡＶＭのある脳の場所は、重要な機能を持つ場所ではないこと。

重要な機能を持つ場所であれば、手術後に重い後遺症が残る可能性が高いです。

重要な機能を持たない場所であれば、手術をしても重い後遺症の残る可能性は少なくなります。これは、手術に有利に働きます。

③ナイダスへ入る動脈の本数が多い一方で、ナイダスから出ていく静脈は1本しかないこと。そしてナイダス内にコブ（動脈瘤）があること。出血しやすいといえます。

今後の治療の選択肢として次の①〜③があります。

①このまま何もしない。
または、当初は手術をせずに、出血すれば対症療法的に対応を行う。出血を繰り返して脳の機能がほとんど失われた状態になってから初めて手術をする（あるいは、もう手術をしない）。

②ガンマナイフ治療（放射線を集中的に照射して焼く治療）を単独で行う。もしくはナイダスに栄養を送る血管の中に特殊な物質を詰めて、血管の流れを止めてしまう（血管内塞栓術と呼びます）。または、ガンマナイフ治療と血管内塞栓術を合わせて行う。

③二度と出血しないように、手術でＡＶＭを全て取ってしまう。

結論から申し上げますと、③の開頭摘出手術でＡＶＭを全て取り出す治療法を採るべきであると存じます。

理由として、次の３点があります。

１．一度出血されているため、再度出血する可能性が極めて高いのです。これを防ぐには摘出するしかありません。

２．年齢が若いことから、特別な回復力がある一方、将来的に出血する確率は高くなること。女性であり、将来に予想される妊娠・出産は、ＡＶＭの出血のリスクを高めること。その前にＡＶＭを取ってしまう方が良いこと。

３．ＡＶＭが取り出しやすいこと。ＡＶＭが表面に近く、形も球状で、正常な脳との境界線が分かりやすく、取り出しやすい。手術も行いやすいこと。

以上の点が挙げられます。

②は有効であるとする文献もありますが、当院での実績では、３～５㎝以上のＡＶＭで、血管内塞栓術、ガンマナイフ治療を混合して治療しても、良い結果となったのは約10％しかありません。それ以外の約90％の方は再び出血してしまいました。

なお、摘出手術の前に、数回の血管内塞栓術を行って、ＡＶＭに栄養を送る血管を順番に塞いでいき、ＡＶＭを小さくしてから取り出す方法が良いと存じます。
実績では、当院でのＡＶＭ手術３９６例中、血管内塞栓術の補助を行った事例が２３６例あります。○○様とほとんど同じような頭頂葉ＡＶＭは26例あり、全て良い結果を得ております。

【母親からの手紙】

お手紙拝見しました。
少し、気持ちが落ち着いたように思います。
本人と家族で話し合い、これからのことを考えたいと存じます。
ご多忙のところ、ご丁寧にありがとうございました。

ここでは実際に脳動静脈奇形の治療・手術を終え、現在はリハビリに取り組まれている患者さんとお母さんを紹介します。

患者さんはＨ・Ｍさんという22歳の男性で、２年前にナイダスから出血して脳動静脈奇形が発見されました。再出血の恐怖と後遺症に対する不安の間で手術をするか否かを逡巡されたエピソードは、いま現在脳動静脈奇形を抱えておられる皆さんの心境と同じではないですか？

自身の経験が皆さんの参考になればと、インタビューに応じていただきました。

【Ｈ・Ｍさんのお話】

私の脳に脳動静脈奇形が見つかったのは、20歳のときでした。

当時、私は消防士・救急救命士になることを目指して大阪の専門学校に通っていましたが、その日はたまたま実家に戻っていました。地元の友達と久しぶりに会ってお酒を飲み、帰宅してまもなく激しい頭痛に襲われたのです。母に、

「頭が痛い」

と訴えましたが、直前までお酒を飲んでいたせいもあり、少し様子を見ようということになりました。私自

身もお酒のせいかと思ったのですが、痛みは和らぐどころかひどくなる一方。さらに目の奥がズキズキと痛みだして、これは普通の頭痛ではないと分かりました。

なんとか母に伝えようとするのですが、言葉が出てきません。母に聞くと、そのときの私は、

「やばい…、やばい…」

としか言えていなかったそうです。


最初に頭痛を訴えて30分ほど経ってからですか、母が尋常でないことに気付いて救急患者を受け入れてくれる病院を探し、車で連れていってくれました。

すぐに頭部ＣＴ検査で脳内出血が確認されたのですが、原因が分かりません。当直の先生は何度も
「どこかで頭を強くぶつけなかったか？」

「転んで頭を打ったりしなかったか？」

と聞くのですが、全く心当たりがありません。当直の先生はずっと「おかしいなあ」とつぶやきながら、しきりに首を傾げていたのを覚えています。

翌日、再度精密検査をして脳動静脈奇形が見つかりました。担当の先生には「こちらの病院でも年間1～2例、見ることがあるかどうか」という非常に珍しい病気であることを言われました。言外に「ウチでは手に負えない」ということを伝えているように思えました。10万人に1人いるかどうかの病気ですから、無理もありません。

母はインターネットで脳動静脈奇形のことを調べ、治療実績の多い富永病院を探してくれました。こちらの

病院では毎月２～３例の手術をコンスタントにこなしていましたし、大阪にあるので手術後のリハビリにも通いやすいということで転院しました。

富永病院の院長先生の説明はとても分かりやすく、私の脳動静脈奇形も「手術で取り除ける」と言ってくださいました。

ナイダスの最大径は４㎝で、スペッツラー・マーチン分類の「グレード４」に該当しました。手術には危険があるとされるグレードですが、血管内塞栓治療で事前にサイズを小さくすれば手術は可能、言語に関する後遺症は残るものの年齢的に早い回復が見込めるだろうということでした。

しかし、そのときの私は手術に踏み切れませんでした。理由は開頭摘出手術に対する恐ろしさと、後遺症に対する不安です。時間はかかってもガンマナイフ治療で頭を開かずに脳動静脈奇形を小さくしていく選択肢があるならば、そちらを選びたいと思って手術を回避したのです。

もちろん、脳動静脈奇形を抱えながら消防士・救急救命士の激しい訓練に耐えられるとも思いませんでしたので、専門学校は卒業しましたがその道は諦め、別の仕事に就きました。

同級生たちが夢を叶えて消防や救命の現場で活躍するのを羨ましく見ながら、気持ちを切り替えるのはとても難しかったです。

また、治療をしているとはいえ脳動静脈奇形は相変わらず私の頭の中にあるわけで、いつ再出血してしまうかもしれないという恐怖を忘れることはありませんでした。母は、私の何倍もそのことを心配したようで、いつも私の健康状態を気遣ってくれました。

その後、しばらくは何事もなく普通の生活をしていたのですが、そうすると段々とその状態に慣れて、進路を諦めたことの後悔が大きくなっていきました。

自分は普通の人と同じように生活し、筋力トレーニングも継続できている。このまま再出血を予防する治療を受けながら、消防士・救急救命士として活躍できる可能性もあるのではないか――その思いが日に日に強くなって、消防士試験を再受験しました。結果は合格。自分の人生が再び前進する感じがして、心が高ぶりました。

そんな矢先、私の脳動静脈奇形は再び出血してしまったのです。今度は言葉が出なくなる症状に加え、手足に軽い痺れも出ました。再出血したら次はないと腹を括っていましたので、迷いなく院長先生に開頭摘出手術をお願いしました。当然ながら、消防士の採用は辞退せざるをえませんでした。

脳動静脈奇形に二度までも人生を邪魔されて、悔しくて仕方がなかった。と、同時にこの病気と共存しながら人生を進んでいく道は、私にはありえないということもよく分かりました。

おかげさまで、手術は無事に成功しました。私の脳動静脈奇形があった場所は頭頂葉・側頭葉と言われるところで、手術後に言葉が出づらくなる後遺症が残るということはあらかじめ覚悟していました。その通りに後遺症は出て、現在も思うようには喋れていません（注・インタビューは御本人のお話が中心ですが、ところどころお母様が補足してくださっています）。

ですが、手術前に自分が懸念していたよりはよく喋れていますし、リハビリで着実に回復しているのもはっきりと分かります。これも最初に院長先生がおっしゃっていた通りです。このままリハビリを頑張っていけば元通りになる、なってみせるという気持ちです。

私を苦しめ続けた脳動静脈奇形は、もう頭の中にはありません。いつ再出血してしまうかと怯える必要もないのです。2年間遠回りをさせられましたが、これからあらためて消防士・救急救命士になる夢を実現できるよう、頑張りたいと思います。

※H・Mさんは現在全く失語症もなく元気に過ごしておられるそうです。

【お母さんのお話】


富山の病院からこちらに移って初めて診察を受けたとき、院長先生は
「手術をして脳動静脈奇形を取るのは簡単ですよ」

「一時的に後遺症は出るけれど、若いから回復も早いですよ」

とおっしゃられました。とても症例の少ない珍しい病気で、国内では手術経験のある医師も非常に少ない。しかも、頭を開いて脳の血管を切るという大変な手術と聞いて不安しかなかった私たちは、院長先生の言葉にどれだけ救われたか言い尽くすことはできません。

本人も私も院長先生の前向きな言葉に勇気をもらい、「ここで手術しよう」と決めて入院したのですが、様々

な検査をしながら後遺症のリスクについて考えるうちに決意が揺らいでしまい、「やっぱり手術はしたくない。このまま様子を見よう」ということになりました。

今にして思えばこのときに手術に踏み切っていれば良かったのですが、当時の私たちにはどうしてもその決断ができなかったのです。それを理解してくださり、経過観察に方針転換してくださった先生方の優しさには感謝しかありません。

しかし、手術を回避した先にあったのは、再出血のリスクに怯えて過ごす日々でした。息子は消防士・救急救命士の道を諦めましたが、それまでに積み重ねてきた努力も知っているので、気の毒でなりませんでした。二度目に出血したときは、逆に「もう手術しかない」と決意が決まりました。2年の間に私も息子もたくさん泣きましたが、手術をすると決めて以降はもう未来しか見ませんでした。

母親としては、再出血のリスクがなくなっただけでも安心できますし、本人も再び消防士・救急救命士になるのだとリハビリに励んでいます。手術の前と後とでは、気持ちは全く違います。

脳動静脈奇形の状態によっては手術をせずに見守った方がいい人もいるとは思いますが「手術ができる」という選択肢があったことは、相当の幸運だったのだということが今は分かります。

私たちの経験が、一人でも多くの患者さんの参考になれば幸いです。

富永病院

富永病院のＡＶＭ治療方針について

治療方針は、原則的にスペッツラー・マーチン分類を使用して決定しています。

若い人ほど手術を早めに受けるのが良いと考えています。

理由は、若い人ほど余命が長く、出血のリスクが高まっていくからです。若い人には、特有の旺盛な再生力、回復力（レジリエンス）がありますが、その回復力は年齢とともに衰えていきます。

したがって、手術が可能であるならば、できるだけ早い段階で行うべきであると考えています。

行き場のない患者さんの最後の砦として、困難な手術でも立ち向かいます。